SpringerWienNewYork

Gerald Gatterer
Antonia Croy

Geistig fit ins Alter 1

Neue Gedächtnisübungen für ältere Menschen

Zweite Auflage

SpringerWienNewYork

Dr. Gerald Gatterer
Schloßmühlgasse 22, A-2351 Wiener Neudorf, Tel. 02236 63 752
E-Mail: gerald@gatterer.at

Mag. Antonia Croy
Reisnerstraße 41, A-1030 Wien, Tel. 01 713 62 08
E-Mail: antoniacroy@via.at

Gestaltung und DTP:
Herbert Stadler / BfAM

SpringerWienNewYork ist ein Unternehmen von Springer Science + Business Media
springer.at

Umschlagbild: Corbis Stock Market / Gatterer/Croy
Druck: Manz Crossmedia, A-1051 Wien
Gedruckt auf säurefreiem, chlorfrei gebleichtem Papier – TCF
SPIN: 10997734

Bibliografische Information der Deutschen Bibliothek
Die Deutsche Bibliothek verzeichnet diese Publikation in der Deutschen Nationalbibliografie; detaillierte bibliografische Daten sind im Internet über http://dnb.ddb.de abrufbar

ISBN 3-211-21404-6 Springer-Verlag Wien New York

Liebe Leserinnen und Leser,

wer von uns möchte nicht bis ins hohe Alter geistig und körperlich fit und aktiv sein? Damit uns das auch gelingt, muss jeder von uns seinen Beitrag dazu leisten. Wie unsere Muskeln, die durch Bewegungsmangel Substanz abbauen, ist auch unser Gehirn nicht so leistungsfähig, wenn wir es nicht laufend fordern und trainieren.

Neben regelmäßiger sportlicher Betätigung ist geistiges Training Voraussetzung für den langen Erhalt von Gesundheit und Wohlbefinden. Gerade bei krankheitsbedingten geistigen Problemen ist es wichtig, die noch vorhandenen Fähigkeiten zu nutzen, zu erhalten oder sogar zu verbessern. Auch wenn vieles vielleicht nicht mehr so leicht fällt, ist es nie zu spät, mit dem geistigen Training zu beginnen! So ist z.B. geistige Schulung neben der medikamentösen Behandlung auch ein wichtiger Teil in der Therapie bei Demenzerkrankungen.

Mit diesem Gedächtnisbuch können Sie sich geistig fit halten. Die zweite Auflage beinhaltet neben den bekannten Übungen auch eine CD für ein kleines computerunterstütztes Training. Der Umgang mit dem Computer ist für viele ältere Menschen oft neu und auch ein wenig angstauslösend. Trauen Sie sich einfach an dieses neue Medium heran. Es kann nichts passieren, und der Computer wird weniger oft kaputt als ein Haarföhn. Manche Übungen werden Ihnen leicht fallen, andere hingegen sind schwieriger. Versuchen Sie einfach alle Übungen über einen längeren Zeitraum durchzuarbeiten. Die Reihenfolge ist dabei unwesentlich. Lassen Sie sich nicht entmutigen, auch wenn manche Übungen nicht sofort gelingen. Beim Computertraining hilft Ihnen der Computer bei der Auswahl der Schwierigkeiten. Sie können diese aber auch selbst wählen. Überfordern Sie sich aber nicht durch übermäßigen Ehrgeiz. Manche Aufgaben sind wahrscheinlich am Anfang auch zu schwer. Das ist normal. Versuchen Sie es einfach zu einem späteren Zeitpunkt nochmals.

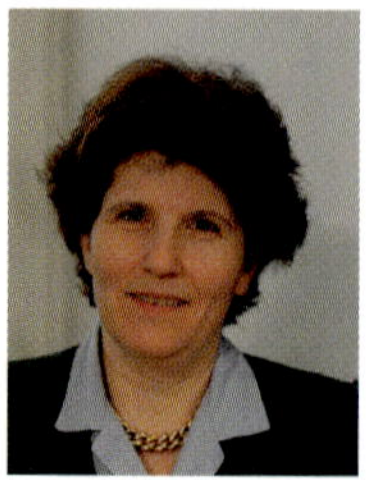

Antonia Croy

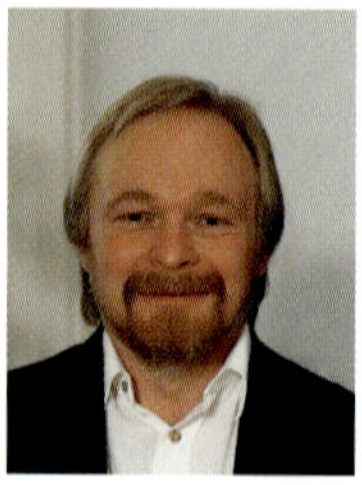

Dr. Gerald Gatterer

Die Übungen des Buches können Sie auch kopieren, um diese öfter zu wiederholen. Die CD kann man immer wieder verwenden. Es gibt auch verschiedenste Kombinationen der Übungen. Lassen Sie sich einfach überraschen. Ein tägliches Training von 15–20 Minuten ist ausreichend, um sich geistig fit zu halten. Sie können auch zusammen mit Freunden oder Verwandten üben. Für die Durchführung eines Gruppentrainings kann man die Übungen auf Folien kopieren und projizieren.

Achten Sie beim Üben auf eine ruhige, entspannte und ablenkungsfreie Atmosphäre. Nehmen Sie sich genügend Zeit, machen Sie Pausen und setzen Sie sich nicht unter zu starken Leistungsdruck. Die Übungen sollen primär Spaß machen. Der Erfolg stellt sich dann von selbst ein.

Sollten Sie feststellen, dass Sie bereits bei der Lösung einfacher Aufgaben große Schwierigkeiten haben, sollten Sie diese durch eine psychologische und medizinische Untersuchung abklären lassen.

Wir wünschen Ihnen viel Spaß und Erfolg unter dem Motto „Geistig fit ins Alter“.

Antonia Croy
Psychotherapeutin,
Fachtherapeutin für kognitives Training,
Präsidentin der Selbsthilfegruppe
Alzheimer Angehörige Austria

Univ.-Lekt. Dr. Gerald Gatterer
Gesundheitspsychologe,
Psychotherapeut,
Leitender Psychologe
Geriatriezentrum am Wienerwald

Aspekte des Alterns

Altern ist ein Prozess, der sowohl biologisch/körperliche, soziale, psychologische aber auch umweltabhängige Faktoren betrifft.
Um fit zu altern sollten Sie folgende Aspekte beachten:

Kalendarisches Alter: Dies ist Ihr Alter in Jahren. Oft wird die Bedeutung des Lebensalters überbewertet. Man ist nie zu alt, um neues zu lernen, Probleme zu lösen oder neue Beziehungen zu knüpfen. Rein kalendarisch gibt es keinen Grund sein Leben nicht aktiv zu bewältigen.

Biologisches Alter: Wie gesund ist Ihr Körper? Halten Sie sich körperlich fit? Gegen biologische Alterungsprozesse gibt es bereits viele medizinische Hilfen. Generell sind aber eine gesunde, nicht einseitige Ernährung, ausreichend Bewegung, das Vermeiden von Alkohol und Nikotin und eine regelmäßige medizinische Vorsorge und Therapie von Krankheiten die wesentlichsten biologischen Faktoren für ein gesundes Altern.

Psychologisches Alter: Wie alt fühlen Sie sich? Dieser Faktor hat oft sehr wesentliche Auswirkungen auf das Verhalten älterer Menschen. Weil man sich dafür zu alt fühlt tut man viele Dinge nicht mehr, obwohl sie Spaß machen würden. Positives Altern heißt aus psychologischer Sicht alle Fähigkeiten und Fertigkeiten zu nützen und im Alltag einzusetzen. Das beinhaltet geistiges Training, den Aufbau und das Erhalten sozialer Kontakte, aber auch das Erwerben einer positiven bejahenden Lebenseinstellung. Man ist immer so alt, wie man sich selbst macht und fühlt!

Soziales Alter: Mit dem Ausscheiden aus dem Berufsleben geht oft ein wichtiger Lebensabschnitt zu Ende. Oft gehen damit verbunden wichtige soziale Beziehungen und Kontakte, aber auch Rollen und Funktionen verloren. Insofern ist es wichtig, rechtzeitig neue Aufgaben, Hobbies und Kontakte aufzubauen um sozialer Isolation vorzubeugen. Nützen sie die Chancen, die sich ihnen als älterer Mensch auch in der Pension bieten, da dieser Lebensabschnitt derzeit fast 30 Jahre beträgt.
Das vorliegende Trainingsbuch soll einerseits aktiven älteren Menschen helfen, sich besser auf den Prozess des Alterns vorzubereiten und geistig fit zu bleiben. Andererseits sind auch Übungen enthalten, die bei bestehenden Abbauerscheinungen, ergänzend zu medizinischen und milieutherapeutischen Maßnahmen eine aktive Krankheitsbewältigung ermöglichen und ein rascheres Fortschreiten des geistigen Abbaues verhindern sollen.

Veränderungen der geistigen Leistungen im Alter

Die geistigen Leistungen verändern sich im höheren Lebensalter sehr unterschiedlich, sind aber keinem generellen Altersabbau unterworfen. Unter „flüssige (fluide)" Intelligenzleistungen fasst man alle jene Funktionen zusammen, welche im Alter einem zwar individuell unterschiedlichen aber doch stetigen Abbauprozess unterliegen. Hierzu gehören die Geschwindigkeit der Informationsverarbeitung, das Neulernen, die Fähigkeit zur raschen Problemlösung und verschiedenste andere Leistungen, die mit diesen Grundfunktionen in Verbindung stehen. „Kristalline (power)" Leistungen sind hingegen stärker bildungs-, erfahrungs- und übungsabhängig und können bis ins hohe Lebensalter stabil bleiben oder durch Übung auch gesteigert werden.

Im vorliegenden Buch werden im ersten Abschnitt Übungen zur Vorbeugung von Alterungsprozessen angeboten, die sich auf die Bereiche „Geschwindigkeit der Informationsverarbeitung, Neulernen, logisches Denken und Wahrnehmung" beziehen. Der zweite Teil beinhaltet Übungen, die primär dem Bereich des Allgemeinwissens, der Erfahrung und gut eintrainierten Fähigkeiten entnommen wurden und somit auch bei bestehenden geistigen Defiziten ein Training ermöglichen.
Der dritte Abschnitt bietet Angehörigen und professionellen Helfern im Altenbereich praktische Tipps für den Umgang mit Personen mit dementieller Erkrankung.

Grundüberlegungen zu therapeutischen Maßnahmen bei kognitiven Störungen im Alter

Die Therapie kognitiver Störungen im Alter fußt prizipiell auf vier Säulen.

- Auf der Therapie der organischen Grundlagen der Störung. Diese können vielfältig sein und bedürfen deshalb einer genauen medizinischen Abklärung. Hauptursachen stellen Durchblutungsstörungen, dementielle Erkrankungen und Depressionen dar. Gerade bei dementiellen Symptomen im Rahmen einer Alzheimerschen Erkrankung können durch den Einsatz moderner Antidementiva (Cholinesterasehemmer) deutliche Besserungen der Symptomatik erzielt werden. Ähnlich verhält es sich bei depressiven Erkrankungen durch die Verordnung von neuen Antidepressiva (z.B. Serotonin-/Noradrenalin-Wiederaufnahmehemmer). Die Therapie sollte jedoch erst nach einer genauen Diagnostik (Medizin/Psychologie) z.B. im Rahmen einer Memoryklinik erfolgen.

- Auf dem Training der geistigen Leistungen wie sie in diesem Buch beschrieben werden bzw. auf der psychologisch/psychotherapeutischen Begleitung der betroffenen Person.

- Wichtig ist auch die Förderung sozialer Kontakte, die Integration und Betreuung der Angehörigen sowie der Aufbau eines sozialen Netzes. Auf diese Bereiche wird im Abschnitt „C“ noch genauer eingegangen.
- Als letzter wichtiger Bereich der Therapie ist der Lebensraum des Betroffenen anzusehen. Gerade bei ausgeprägten Störungen der geistigen Leistungsfähigkeit sind Sicherungsmaßnahmen der Wohnung, Tagesbetreuung, Orientierungshilfen und etwa bei Alzheimerpatienten mit starken psychiatrischen Auffälligkeiten auch stationäre und teilstationäre Betreuungsformen notwendig.

Generell kann jedoch bei einer rechtzeitig eingeleiteten kombinierten Therapie auch bei einer Demenz vom Alzheimertyp eine Verzögerung des Krankheitsverlaufes, ein längeres Verbleiben in der eigenen Wohnung und eine Verbesserung der Lebensqualität und Selbständigkeit erreicht werden. Viele Gedächtnisstörungen im Alter sind jedoch durch mangelndes geistiges Training bedingt weshalb gerade diesem Aspekt besondere Bedeutung beigemessen werden sollte.

Bevor Sie mit dem Training beginnen, möchten wir Ihnen noch einige praktische Hinweise geben:

Üben Sie am besten täglich, möglichst zur gleichen Zeit und am gleichen Ort, wählen Sie eine Tageszeit zu der Sie sich wohl fühlen und entspannt sind.

Sorgen Sie für eine gute Beleuchtung, eine angenehme Sitzposition und eine ablenkungsfreie Umgebung (keine laute Musik oder laufender Fernseher im Hintergrund).

Achten Sie auf ausreichende körperliche Bewegung, diese erhält Ihre körperliche Fitness, fördert die Hirndurchblutung und ist ein guter Ausgleich zur geistigen Tätigkeit.

Trainieren Sie auch manchmal in einer kleinen Gruppe mit Freunden oder Bekannten, das ist oft anregend und motivierend.

Setzen Sie sich selbst nicht unter Zeit- oder Leistungsdruck, die Übungen sollen Ihnen Spaß machen und nicht zu einer Überforderung oder Belastung führen.

Versuchen Sie auch im Alltag Ihre Konzentration und Ihre Merkfähigkeit zu üben und zu verbessern.

Beachten Sie auch, dass eine falsche Ernährung und nicht ausreichende Flüssigkeitszufuhr, aber auch beeinträchtigtes Seh- oder Hörvermögen, sowie die Einnahme von bestimmten Medikamenten Ihre Konzentrations- und Lernfähigkeit negativ beeinflussen können.

Nun wünschen wir Ihnen noch viel Freude und Erfolg beim geistigen Training!

Vortest zu Feststellung des richtigen Übungsbereiches

Da in diesem Übungsbuch Aufgaben für drei Schwierigkeitsbereiche angeboten werden soll dieser erste Abschnitt dazu dienen, Ihnen beim Finden „Ihres Schwierigkeitsbereiches“ zu helfen.
Überfordern Sie sich selbst nicht durch übermäßigen Ehrgeiz und gehen Sie erst dann zu den schwierigeren Aufgaben, wenn Sie die Ihres Schwierigkeitsbereiches gelöst haben.

Bei der folgenden Aufgabe sind die einzelnen Worte verkehrt geschrieben. z.B. „mi“ statt „im“.
Sie sollen nun die hier verkehrt geschriebene Geschichte möglichst rasch lesen.
Messen Sie bitte die Zeit, die Sie dazu benötigen.

Mi retlA tsi se githciw hcis gitiezthcer fua negnurednäreV netierebuzrov. Uzad neröheg eid gnutierebroV fua eid gnureinoisneP, tropsshcielgsuA, segitsieg gniniarT, euen elaizos etkatnoK, seibboH dnu enie evitisop gnulletsniesnebeL. Eleiv negnurednäreV eid hcis mi retlA vitagen nekriwsua nessal hcis hcrud gnubÜ nressebrev. Srednoseb githciw tsi sad sinthcädeG. Segißämleger gninärtsinthcädeG nnak nefleh, hcua mi nerehöh retlasnebeL gitsieg tif uz nebielb. Rüf eid ehcilreprök ssentiF etllos nam gißämleger netratropsreuadsuA nebierteb. Ehcsitsanmyg negnubÜ, gniniartfualsierkzreH, nrednaW redo egitsnos gnugeweB na red nehcsirf tfuL nennök nefleh ned repröK tif uz netlah dnu negnuknarkresdnatslhoW neguebuzrov. Kcurdhcohtulb, setebaiD dnu eredna netiehknarK etllos nam gitiezthcer nlednaheb mu nedähcsegloF uz nediemrev. Hcua mieb nekremeB nov nemelborpsinthcädeG netllos eseid gitiezthcer hcrud enie ehcsinizidem dnu ehcsigolohcysp gnuhcusretnU trälkegba nedrew. Eleiv mi retlA ednetertfua emelborP nennök hcrud enie egitiezthcer gnuldnaheB tsednimuz tressebeg nedrew. Llereneg negiez etsnedeihcsrev negnuhcusretnU muz ssezorpsgnuretlA, ssad reseid ni meßorg ßamsuA hcrud ednehcerpstne ehcsinizidem, ehcsigolohcysp dnu elaizos nemhanßaM vitisop tssulfnieeb nedrew nnak.

Benötigte Zeit unter 15 Minuten ▶▶ **Übungen Aufgabenbereich A.**
Benötigte Zeit über 15 Minuten ▶▶ **Übungen Aufgabenbereich B.**
Durchführung des Vortests nicht möglich ▶▶ **Übungen Aufgabenbereich C.**

Übungsbeispiel 1. Konzentrationsfähigkeit/Gedächtnis

Auf dieser Seite finden Sie nochmals den Text der Vorübung. Machen Sie sich von diesem einige Kopien. Gehen Sie dann in der vorgegebenen Reihenfolge vor und verwenden Sie für jede Übung ein neues Blatt.
Wenn Sie alle Übungen dieses Schweregrades bearbeitet haben, können Sie auch Buchstabenkombinationen verwenden.
Sind Ihnen die Aufgaben dieses Abschnittes noch zu schwierig, versuchen Sie zuerst die Aufgaben des Schwierigkeitsbereiches B.

Streichen Sie nun so rasch als möglich in diesem Text gleichzeitig die Buchstaben „a“ und „o“ durch.
Messen Sie die Zeit, die sie dazu benötigt haben.
Zur Erleichterung können Sie sich diese Buchstaben unten markieren!

Durchzustreichender Buchstabe: a, e, i, o, u

Varianten:
Streichen Sie möglichst rasch alle „a“ und „e“ und „i“ durch
Streichen Sie möglichst rasch alle „a“ und „e“ und „o“ durch
Streichen Sie möglichst rasch alle „a“ und „e“ und „u“ durch
Streichen Sie möglichst rasch alle „a“ und „i“ und „o“ durch
Streichen Sie möglichst rasch alle „a“ und „i“ und „u“ durch
Streichen Sie möglichst rasch alle „e“ und „i“ und „o“ durch
Streichen Sie möglichst rasch alle „e“ und „i“ und „u“ durch
Streichen Sie möglichst rasch alle „i“ und „o“ und „u“ durch
Streichen Sie möglichst rasch alle „a“ und „e“ und „i“ und „o“ durch
Streichen Sie möglichst rasch alle „a“ und „i“ und „o“ und „u“ durch
Streichen Sie möglichst rasch alle „a“ und „e“ und „o“ und „u“ durch
Streichen Sie möglichst rasch alle „a“ und „e“ und „i“ und „u“ durch
Streichen Sie möglichst rasch alle „e“ und „i“ und „o“ und „u“ durch
Streichen Sie möglichst rasch alle „a“, „e“, „i“, „o“, „u“ durch

Natürlich können Sie auch alle anderen Buchstaben des Alphabets bzw. deren Kombinationen verwenden. Falls es Ihnen schwerfällt, sich diese Buchstaben zu merken, können Sie sie am Blatt oben markieren. Versuchen Sie aber nach einiger Zeit sich auch diese Buchstaben zu merken.

Mi retlA tsi se githciw hcis gitiezthcer fua negnurednäreV netierebuzrov.
Uzad neröheg eid gnutierebroV fua eid gnureinoisneP, tropsshcielgsuA,
segitsieg gniniarT, euen elaizos etkatnoK, seibboH dnu enie evitisop gnul-
letsniesnebeL. Eleiv negnurednäreV eid hcis mi retlA vitagen nekriwsua
nessal hcis hcrud gnubÜ nressebrev. Srednoseb githciw tsi sad sinthcä-
deG. Segißämleger gninärtsinthcädeG nnak nefleh, hcua mi nerehöh ret-
lasnebeL gitsieg tif uz nebielb. Rüf eid ehcilreprök ssentiF etllos nam
gißämleger netratropsreuadsuA nebierteb. Ehcsitsanmyg negnubÜ, gnini-
artfualsierkzreH, nrednaW redo egitsnos gnugeweB na red nehcsirf tfuL
nennök nefleh ned repröK tif uz netlah dnu negnuknarkresdnatslhoW ne-
guebuzrov. Kcurdhcohtulb, setebaiD dnu eredna netiehknarK etllos nam
gitiezthcer nlednaheb mu nedähcsegloF uz nediemrev. Hcua mieb nekre-
meB nov nemelborpsinthcädeG netllos eseid gitiezthcer hcrud enie ehc-
sinizidem dnu ehcsigolohcysp gnuhcusretnU trälkegba nedrew. Eleiv mi
retlA ednetertfua emelborP nennök hcrud enie egitiezthcer gnuldnaheB
tsednimuz tressebeg nedrew. Llereneg negiez etsnedeihcsrev negnuhcus-
retnU muz ssezorpsgnuretlA, ssad reseid ni meßorg ßamsuA hcrud ed-
nehcerpstne ehcsinizidem, ehcsigolohcysp dnu elaizos nemhanßaM viti-
sop tssulfnieeb nedrew nnak.

Benötigte Zeit: ....

Übungsbeispiel 2. Gedächtnis/Logisches Denken

Bei der folgenden Übung können Sie Ihr Gedächtnis trainieren.
Die Schwierigkeit können Sie dabei teilweise selbst bestimmen.
Sie haben ein Haus neu gekauft. Nun wollen Sie umziehen.
Dazu müssen Sie aber Ihre Sachen in Kisten verpacken.
Sie haben dazu vier Kisten zur Verfügung in die Sie Ihre Sachen geben.
In jede Kiste können aber nur 9 Sachen eingepackt werden!

Folgende Dinge müssen eingepackt werden:

Kaffeegeschirr, Besteck, Kochgeschirr, Teller, Kaffeekanne, Kaffeemaschine, Essgeschirr, Kochbücher, Fachbücher, Unterhaltungsbücher, Gläser, Münzsammlung, Brotschneidemaschine, Haarföhn, Haarbürsten, Kämme, Radio, Plattenspieler, Wecker, Küchenuhr, Waschmittel, Zahnpasta, Zahnbürste, Seife, Unterwäsche, Oberbekleidung, Schuhe, Besen, Schaufel, Staubsauger, Mixer, Gartengeräte, Vase, Bild, Schmuck, Spiegel

Packen Sie nun diese Dinge ein, indem Sie sie in die Kästchen eintragen. Versuchen Sie dabei nach praktischen und logischen Gesichtspunkten vorzugehen.

Kiste 1	**Kiste 2**	**Kiste 3**	**Kiste 4**
....	....	....	....
....	....	....	....
....	....	....	....
....	....	....	....
....	....	....	....
....	....	....	....
....	....	....	....
....	....	....	....
....	....	....	....

Überprüfen Sie nochmals ob Sie alles eingepackt haben.

Wissen Sie noch, in welche Kiste Sie die Dinge eingepackt haben? Tragen Sie sie nun ein.

Kiste 1	Kiste 2	Kiste 3	Kiste 4
....	....	....	....
....	....	....	....
....	....	....	....
....	....	....	....
....	....	....	....
....	....	....	....
....	....	....	....
....	....	....	....
....	....	....	....

Wenn Sie sich nicht alle Gegenstände merken konnten ist das kein Problem. Versuchen Sie es einfach zu einem anderen Zeitpunkt nochmals. Wenn Sie die Schwierigkeit der Aufgabe erhöhen wollen, packen Sie nach weniger logischen Gesichtspunkten ein.
Falls Ihnen diese Aufgabe zu schwierig war (weniger als 7 Richtige), versuchen Sie zuerst die Aufgaben der Schwierigkeitsstufe B.

Sie sind nun in Ihrem Haus und wollen die Dinge einräumen. Sie haben dazu verschiedene Räume zur Verfügung in welche die Gegenstände gehören. Decken sie die oberen Listen ab und versuchen Sie sich zu erinnern, was in welchen Raum gehören könnte.

Küche: ....

Badezimmer: ....

Abstellraum: ....

Garderobe: ....

Wohnzimmer: ....

Gartenhaus: ....

Safe: ....

Übungsbeispiel 3. Konzentrationsfähigkeit/Wortfindung

Bei dieser Aufgabe geht es darum, die rechts dargestellten Bilder möglichst rasch entsprechend ihres Anfangsbuchstabens in der Reihenfolge des Alphabets zu verbinden.

Also z.B. den **A**pfel mit dem **B**all.

Falls ein Buchstabe fehlt, nehmen Sie einfach den nächstfolgenden entsprechend des Alphabets.
Messen Sie die Zeit die Sie dazu brauchen.

Falls Sie bei dieser Aufgabe große Schwierigkeiten haben, lösen Sie zuerst die Aufgabe der Schwierigkeit B.

Für besonders Tüchtige!
Verbinden Sie anschließend in einer anderen Farbe die Worte entsprechend des zweiten Buchstabens. Also z.B. K**a**tze mit H**e**rz.

Wenn Sie auch das noch gut schaffen, versuchen Sie es mit dem dritten bzw. vierten Buchstaben!

Lösung: Apfel–Ball–Computer–Drache–Ente–Fussball–Glühbirne–Herz–Katze–Lippenstift–Motorrad–Pferd–Ring–Stern–Uhr–Würfel–Xylophon–Zeppelin

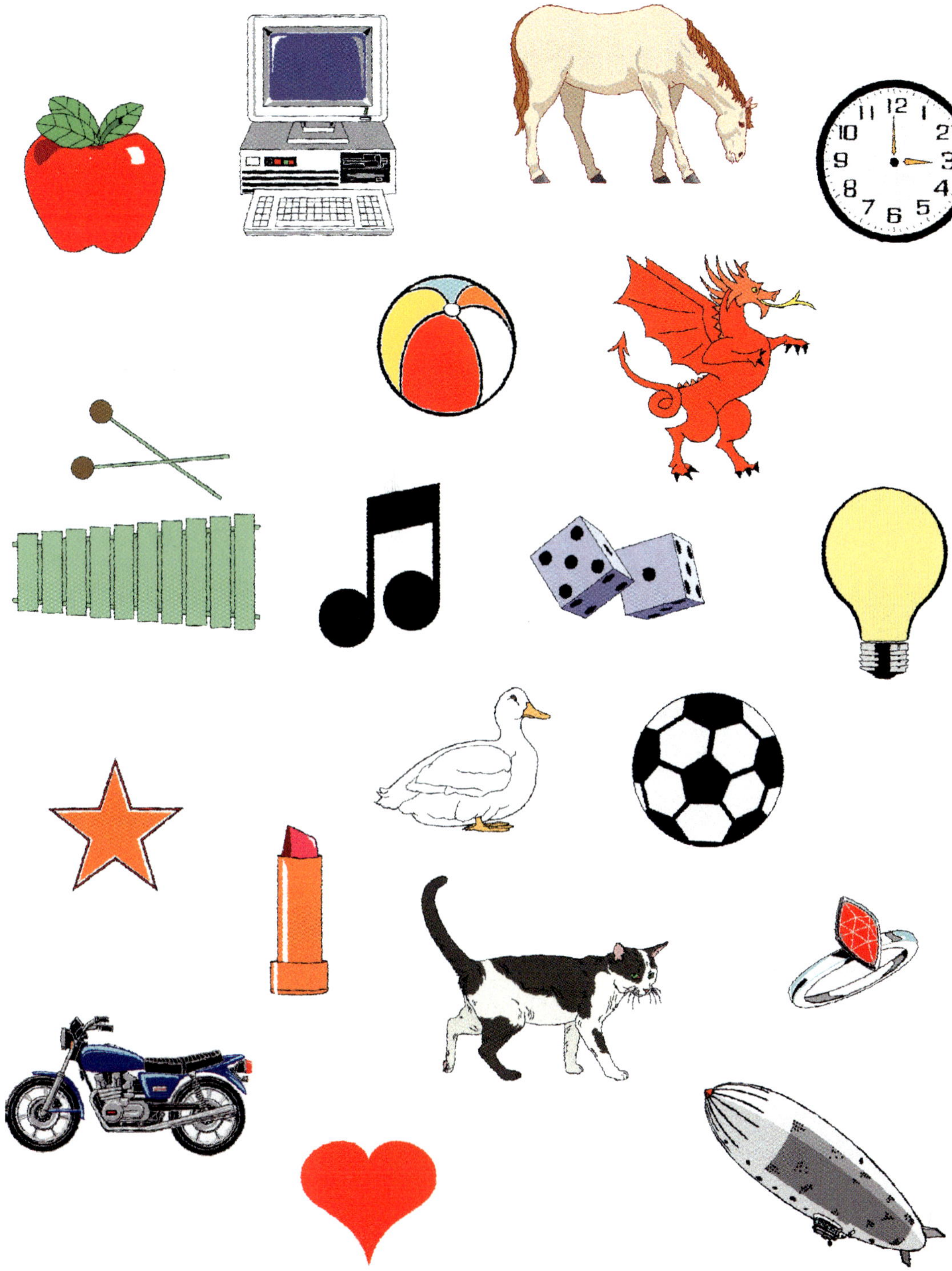

Übungsbeispiel 4. Logisches Denken

Bei der folgenden Aufgabe fehlen in den angegeben Reihen immer einzelne Figuren.
Die Reihe beginnt links oben und setzt sich dann in jeder Zeile logisch fort. Versuchen Sie zuerst den logischen Ablauf festzustellen und versuchen Sie dann die fehlenden Figuren einzusetzen.

Sollten Sie bei der Lösung dieser Aufgabe große Probleme haben, so brechen Sie ab und versuchen Sie die Aufgabe 4 der Schwierigkeitsstufe B.

Z.B.: ■ ▲ ● ◆ ■ ? ● ◆ Lösung: ▲

⇦ ⇧ ⇨ ⇩ ⇦ ⇧ ⇨ ? ⇦ ? ⇨

⇩ ⇦ ? ⇨ ⇩ ? ⇧ ⇨ ⇩ ? ⇧ ⇨

? ? ⇧ ? ⇩ ⇦ ⇧ ⇨ ? ⇦ ? ⇨

? ⇦ ⇧ ⇨ ⇩ ? ⇧ ⇨ ⇩ ? ⇧

⇨ ⇩ ⇦ ⇧ ? ⇩ ⇦ ? ⇨ ⇩ ⇦ ?

⇨ ? ⇦ ? ⇨ ? ⇦ ? ⇨ ⇩ ⇦

? ⇨ ? ⇦ ? ? ⇩ ⇦ ? ⇨ ? ⇦

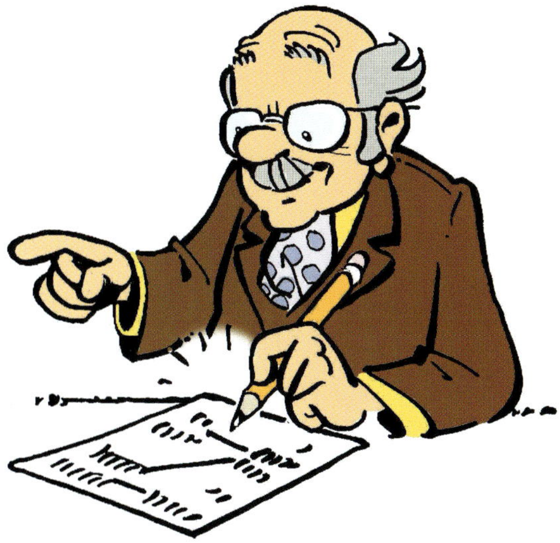

⇧ ⇨ ? ⇦ ⇧ ⇨ ? ? ⇧ ? ⇩

? ⇧ ? ⇩ ⇦ ? ⇨ ? ⇦ ? ⇨ ⇩

? ⇧ ? ⇩ ⇦ ⇧ ? ? ⇦ ? ⇨

? ⇦ ? ⇨ ? ⇦ ? ⇨ ⇩ ? ⇧ ⇨

? ⇦ ? ⇨ ⇩ ? ⇧ ⇨ ? ⇦ ?

⇨ ⇩ ? ⇧ ⇨ ? ⇦ ? ⇨ ? ⇦

? ⇨ ? ⇦ ? ⇨ ? ⇦ ? ⇨ ? ⇦

Übungsbeispiel 5. Flexibilität der Denkabläufe

Bei der nächsten Übungsaufgabe soll die Flexibilität Ihres Denkens gefördert werden. Die Aufgaben erfordern oft ein Ausbrechen aus alten Denkmustern und automatischen Verhaltensweisen.
Falls diese Aufgaben für Sie zu schwer sein sollten, beginnen Sie zum Aufwärmen mit jenen des Schwierigkeitsgrades B.

Bei dieser Aufgabe sollen Sie anstelle der Ziffern die Zahl ausschreiben.
z.B. 2 .... zwei; 24 .... vierundzwanzig

5 ....
8 ....
74 ....
45 ....
89 ....
147 ....
196 ....
362 ....
653 ....
504 ....
3654 ....
7497 ....
5239 ....
2517 ....
4608 ....
23145 ....
46319 ....
75941 ....
63426 ....

Übungsbeispiel 6. Flexibilität der Denkabläufe

Auch bei dieser Übung geht es um die Flexibilität des Denkens. Sie baut auf der Übung 5 auf, deshalb sollte diese bereits vorher durchgeführt worden sein. Falls Sie diese Übung noch nicht gemacht haben, führen Sie zuerst Übung A-5 durch und setzen dann hier fort.
Sollte diese Übung zu schwer sein, versuchen Sie so wie bei allen Aufgaben zuerst die selbe Übung im Schwierigkeitsgrad B.

Bei dieser Aufgabe sollen Sie die in Worten geschriebenen Zahlen in Ziffern schreiben.
z.B. zweiundsiebzig .... 72; hundertzwei 102

sechs ....

vierzehn ....

achtundzwanzig ....

vierundachzig ....

zweiundneunzig ....

hundertzwanzig ....

vierhundertvierzig ....

achthundertvierundsechzig ....

dreihundertzweiundsiebzig ....

neunhundertdrei ....

siebenhundertsiebenundzwanzig ....

eintauseneinhundertzweiundzwanzig ....

viertausenddreihundertachtundsechzig ....

siebentausensechshundertdrei ....

füntausendsechshundertachtundneunzig ....

neuntausenvierundsechzig ....

siebentausendeinhundertacht ....

vierzehntausendsechshundertzweiundsiebzig ....

Übungsbeispiel 7: Altgedächtnis/logisches Denken

Sie machen jetzt eine Weltreise und besuchen dabei verschiedenste Städte. In jeder dieser Städte befinden sich bekannte Sehenswürdigkeiten.
Sie sollen nun jeweils in dem dafür vorgesehenen Zwischenraum entweder die Stadt eintragen, zu der die Sehenswürdigkeit gehört oder die entsprechende Sehenswürdigkeit ergänzen.
Falls Sie bei dieser Übung viele Antworten nicht wissen, gehen Sie zuerst zur selben Aufgabe im Aufgabenbereich B.

Wir beginnen unsere Reise in Wien und besuchen das berühmte Schloss .... In Wien gibt es aber im Prater auch noch eine weitere Sehenswürdigkeit .... Nun geht es weiter nach Salzburg. Hier besuchen wir das Geburtshaus eines großen Musikers .... München ist durch sein .... sehr berühmt. Hier gibt es bekanntlich das beste Bier. Nun geht es aber weiter nach .... am Rhein, wo ebenfalls ein bekannter Dom steht. Diese Sehenswürdigkeit in Berlin erinnert noch an die Teilung der Stadt .... Ja, auch Paris hat viele Sehenswürdigkeiten. Eine davon ist ein Gefängnis .... Die Admiral Nelson Säule ist eine Sehenswürdigkeit von .... Da es nun bereits vom Klima sehr kühl ist begeben wir uns auf unserer Reise in den Süden. Wo steht die Hagia Sophia? In .... Nicht weniger bekannt ist jedoch der Petersdom in .... Kennen Sie dieses bekannte Gebäude in der Hauptstadt Griechenlands? 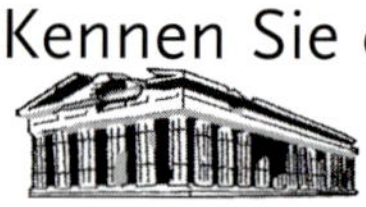 Wie heißt die Sehenswürdigkeit und die Stadt? Nun geht es aber über das Meer nach Amerika. Gleich bei der Ankunft begrüßt uns in dieser Stadt eine Dame. Die .... steht in .... Aber es geht gleich weiter nach .... , der Stadt des Glücksspiels. Auch der Präsident wird in seinem .... in .... besucht. Zum Abschluss unserer Reise geht es noch nach China. Wir besuchen eine sehr lange Sehenswürdigkeit, die ....

Nun können Sie nochmals Ihr Gedächtnis trainieren!

Welche Länder haben Sie bei dieser Reise besucht? Es waren 9.

Welche Städte haben Sie besucht?

Welche Sehenswürdigkeiten haben Sie dabei gesehen?

Wenn Sie sich in Ihrem Altgedächnis weiterbilden wollen, hilft hierbei am besten ein Lexikon.

Lösung: Schönbrunn, das Riesenrad, Mozart, Hofbräuhaus, Köln, Berliner Mauer, Louvre, London, Istambul, Rom, Akropolis, Athen, Freiheitsstatue, New York, weißen Haus, Washington, Chinesische Mauer.

Übungsbeispiel 8. Motorik/Gedächtnis

Auf dieser Seite sind Figuren mit verschiedenem Schwierigkeitsgrad dargestellt.

Motorik Versuchen Sie diese zuerst auf ein Blatt Papier abzuzeichnen. Sollten Sie dabei bei den ersten drei Figuren Probleme haben, üben Sie zuerst dieselbe Aufgabe der Schwierigkeitsstufe B.

Gedächtnis Betrachten Sie nun immer eine Figur etwa 10 Sekunden und versuchen Sie sich diese zu merken. Decken Sie dann alle Figuren ab und zeichnen Sie die eben betrachtete Figur aus dem Gedächtnis nach.
Falls es nicht beim ersten Mal klappt, versuchen Sie es ruhig öfter.

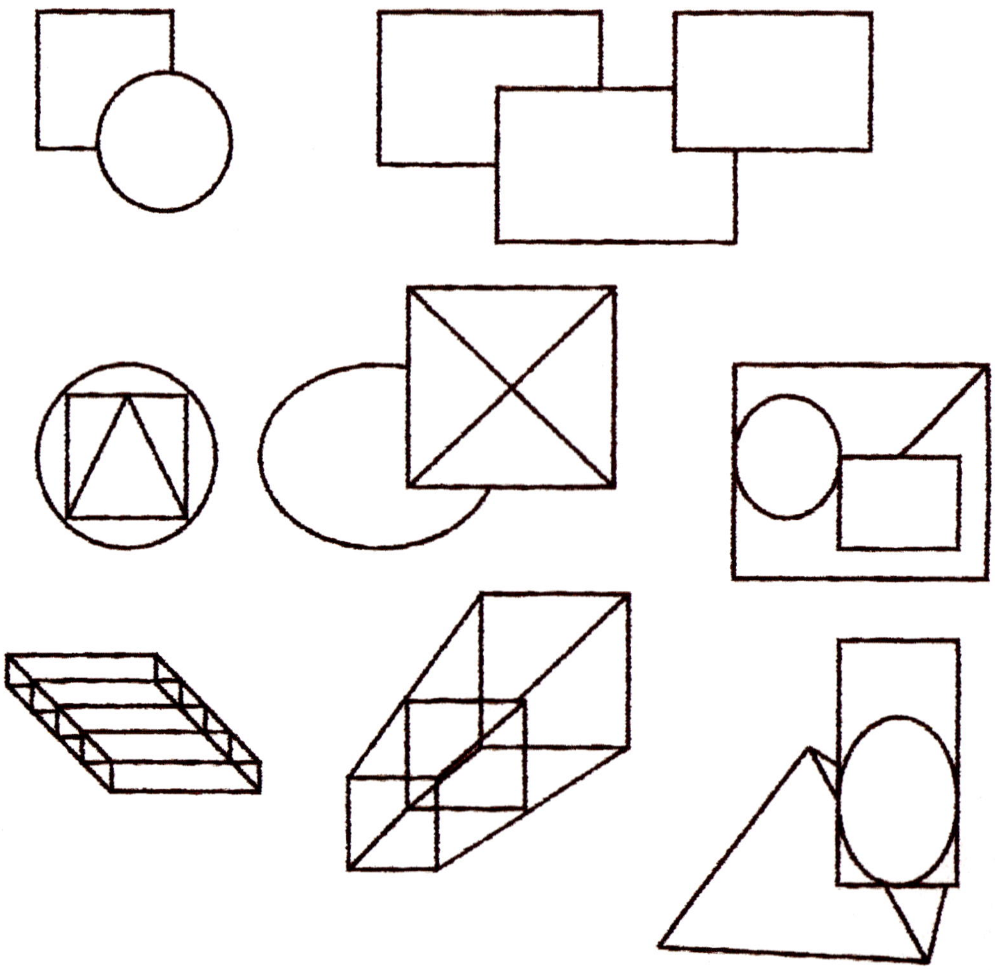

Übungsbeispiel 9. Motorik/räumliches Vorstellungsvermögen

Bei dieser Aufgabe sollen Sie die dargestellte Figur spiegelverkehrt abzeichnen. Verwenden Sie dazu die gegenüberliegende Seite.
Die Figuren werden dabei immer schwieriger.
Sollten Sie bei den ersten zwei Figuren starke Schwierigkeiten haben, versuchen Sie zuerst die gleiche Übung in der Schwierigkeit B.

Beispiel: 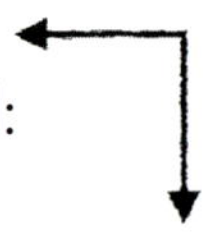 Lösung: 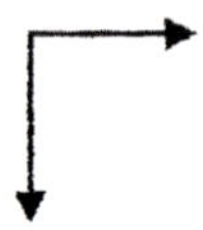

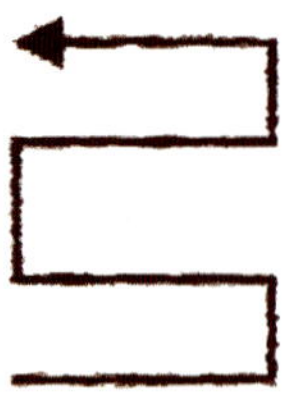
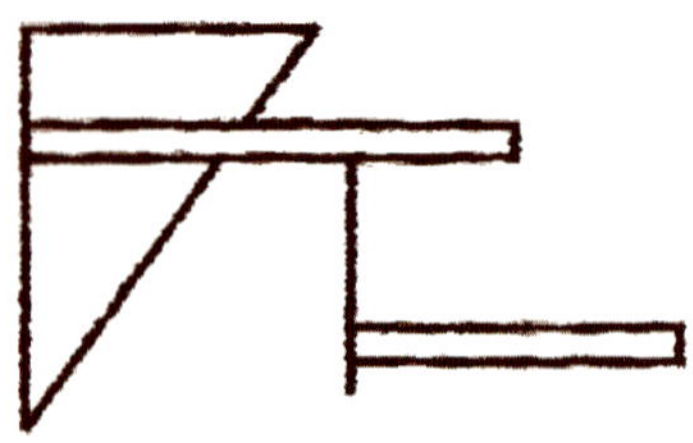

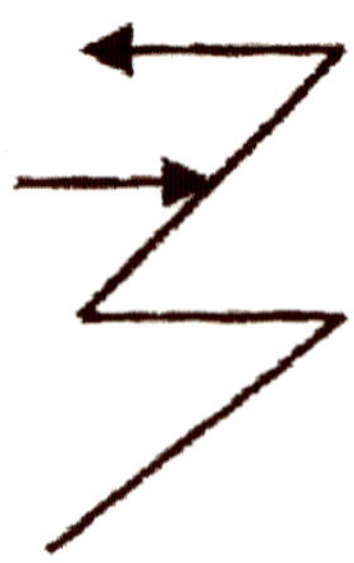
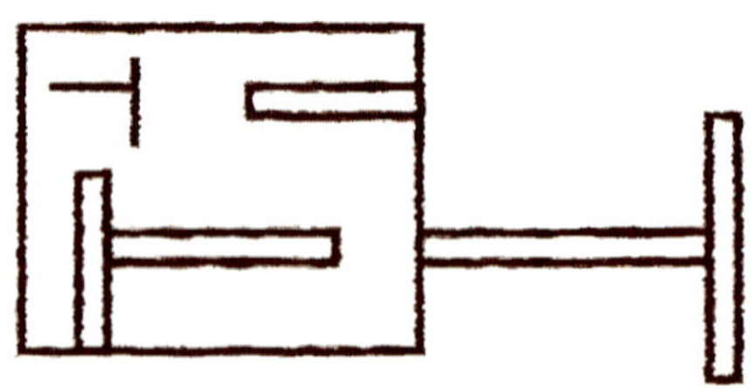

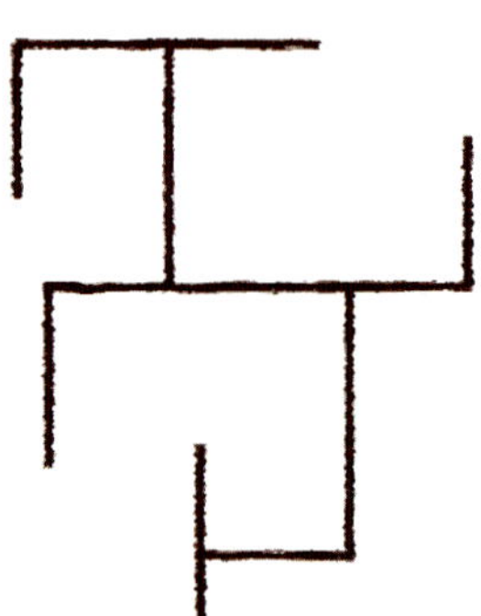
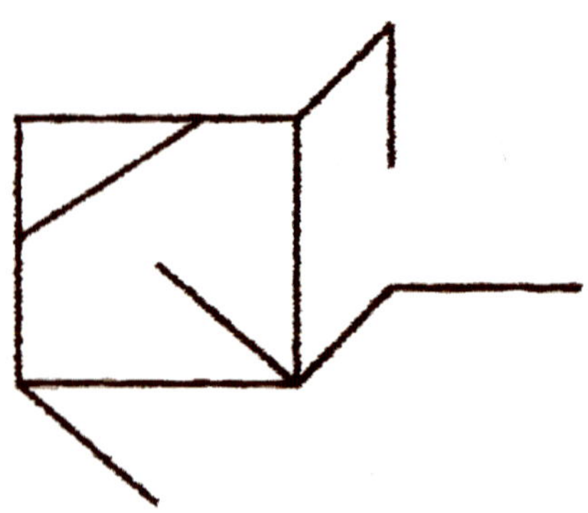

Übungsbeispiel 10. Rechenfähigkeit

Rechnen ist in unserem Leben etwas sehr wichtiges.
Bei dieser Aufgabe können Sie diese Fähigkeit trainieren.
In den folgenden Zeilen finden Sie eine Reihe von Zahlen. Jeweils oben ist ebenfalls eine einzelne Zahl dargestellt.
Versuchen Sie nun diese Zahl unten herauszufinden, wobei diese die Ziffernsumme aus zwei nebeneinanderstehenden Zahlen ist. Sollten Sie bei der ersten Aufgabe Probleme haben, üben Sie zuerst die selbe Aufgabe des Schwierigkeitsgrades B.

z.B. 10 (richtige Ziffernsumme)

464432367353367743455433246589117644323221233
46684658246463455765543324658911764432322123

Diese Zahl ergibt sich aus der Ziffernsumme von zwei nebeneinanderstehenden Zahlen.

10

286214643245454655242687625621475575756545763
78294913455674246791928453311930446573829183
64821346459028747381891374950197658746553211

Die nächste Zahl ergibt sich jeweils aus der Ziffernsumme von drei nebeneinanderstehenden Zahlen.

14

52437154652135452297643647632177042453664599
76424543278963143695318465325798964256897642
35897431257899532257898659875325767898900860

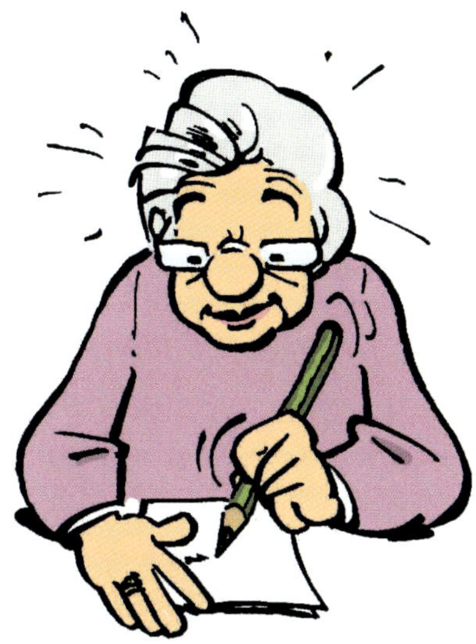

Diese Zahl ergibt sich immer aus der Ziffernsumme von vier nebeneinanderstehenden Zahlen.

21

16343984576527538982265453434213589654467896
53235678997532086424579076535521243579289416
89273147907453135799742114799766546548467896
53235678997532086424579078653552124357928941
68927314790745313579974211479976654654467896
53235678997532086424579076535521243857928941
68927314790745313579974211479976865465446789
65323567899753208642457907653552124357928941
68927314790745313579974211479976654654467896
53235678997532086424579076535521243579289416
89273147907453135799742114799766546544678965

Übungsbeispiel 11. Wortflüssigkeit/Flexibilität des Denkens

1. Bei dieser Aufgabe sollen Sie einfach alle Worte die hier geschrieben stehen möglichst rasch laut lesen. Fehler bitte ausbessern!

Apfel – Birne – Kirsche – Weintraube – Melone – Kürbis – Zitrone – Ananas – Tomate – Brombeere – Pfirsich – Banane – Kirsche – Erdbeere – Melone – Tomate – Kürbis – Weintraube – Pfirsich – Banane – Birne – Apfel – Zitrone – Erdbeere – Ananas – Kirsche – Apfel – Weintraube – Melone – Zitrone – Brombeere – Tomate – Pfirsich – Banane – Birne – Kürbis – Ananas – Brombeere

2. Benennen Sie nun diese Bilder möglichst rasch.

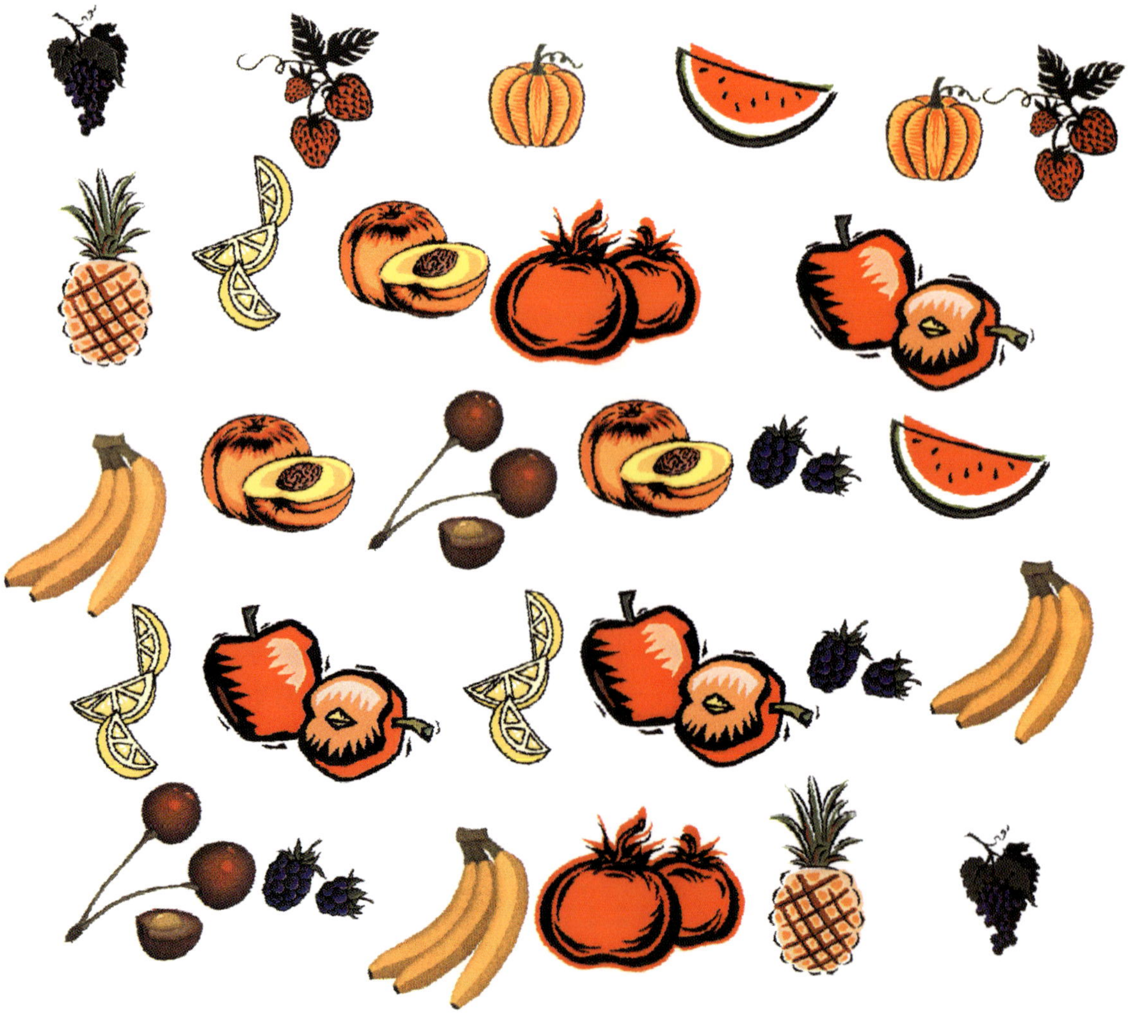

Nun wird es etwas schwieriger.

Versuchen Sie nun zuerst die Namen zu lesen und dann die Bilder zu benennen.
Lassen Sie sich aber nicht irritieren, da immer die falschen Namen bei den Bildern stehen.

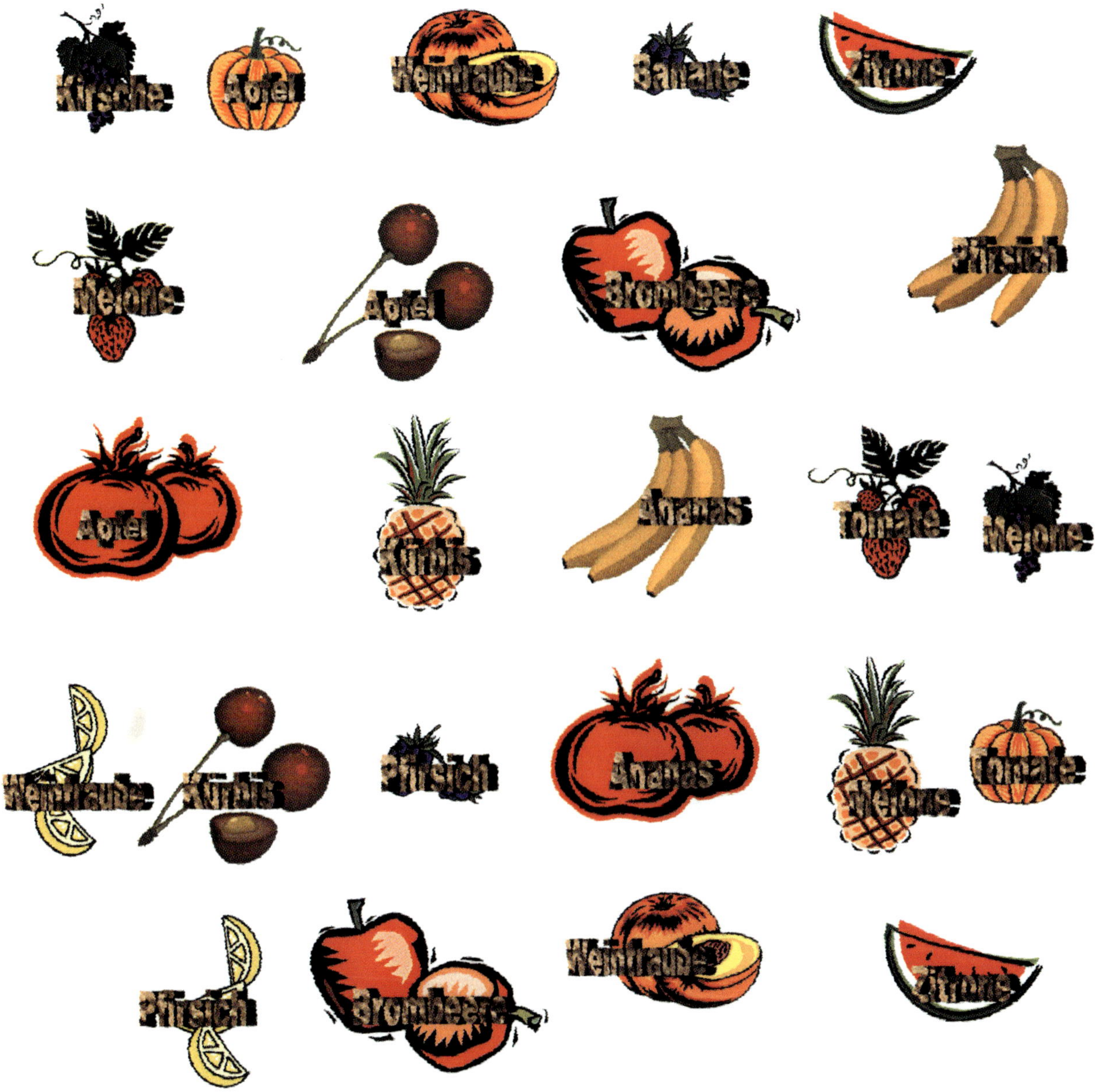

Aufgabenbereich B

Übungsbeispiel 1. Konzentrationsfähigkeit/Gedächtnis

Auf dieser Seite finden Sie nochmals den Text der Vorübung. Machen Sie sich von diesem einige Kopien. Gehen Sie dann in der vorgegebenen Reihenfolge vor und verwenden Sie für jede Übung ein neues Blatt.
Wenn Sie alle Übungen dieses Schweregrades bearbeitet haben, können Sie zur selben Aufgabe des Schwierigkeitsbereiches A wechseln.
Sind Ihnen die Aufgaben dieses Abschnittes noch zu schwierig, versuchen Sie zuerst die Aufgaben des Schwierigkeitsbereiches C.

Streichen Sie nun so rasch als möglich in diesem Text den Buchstaben „a“ durch.
Messen Sie die Zeit, die Sie dazu benötigt haben.
Zur Erleichterung können Sie sich diesen Buchstaben unten markieren!

Durchzustreichender Buchstabe: a, e, i, o, u

Mi retlA tsi se githciw hcis gitiezthcer fua negnurednäreV netierebuzrov. Uzad neröheg eid gnutierebroV fua eid gnureinoisneP, tropsshcielgsuA, segitsieg gniniarT, euen elaizos etkatnoK, seibboH dnu enie evitisop gnulletsniesnebeL. Eleiv negnurednäreV eid hcis mi retlA vitagen nekriwsua nessal hcis hcrud gnubÜ nressebrev. Srednoseb githciw tsi sad sinthcädeG. Segißämleger gninärtsinthcädeG nnak nefleh, hcua mi nerehöh retlasnebeL gitsieg tif uz nebielb. Rüf eid ehcilreprök ssentiF etllos nam gißämleger netratropsreuadsuA nebierteb. Ehcsitsanmyg negnubÜ, gniniartfualsierkzreH, nrednaW redo egitsnos gnugeweB na red nehcsirf tfuL nennök nefleh ned repröK tif uz netlah dnu negnuknarkresdnatslhoW neguebuzrov. Kcurdhcohtulb, setebaiD dnu eredna netiehknarK etllos nam gitiezthcer nlednaheb mu nedähcsegloF uz nediemrev. Hcua mieb nekremeB nov nemelborpsinthcädeG netllos eseid gitiezthcer hcrud enie ehcsinizidem dnu ehcsigolohcysp gnuhcusretnU trälkegba nedrew. Eleiv mi retlA ednetertfua emelborP nennök hcrud enie egitiezthcer gnuldnaheB tsednimuz tressebeg nedrew. Llereneg negiez etsnedeihcsrev negnuhcus-retnU muz ssezorpsgnuretlA, ssad reseid ni meßorg ßamsuA hcrud ed-nehcerpstne ehcsinizidem, ehcsigolohcysp dnu elaizos nemhanßaM viti-sop tssulfnieeb nedrew nnak.

Benötigte Zeit:............................

Varianten:
Streichen Sie möglichst rasch alle „e" durch
Streichen Sie möglichst rasch alle „i" durch
Streichen Sie möglichst rasch alle „o" durch
Streichen Sie möglichst rasch alle „u" durch
Streichen Sie möglichst rasch gleichzeitig alle „a" und „e" durch
Streichen Sie möglichst rasch gleichzeitig alle „a" und „i" durch
Streichen Sie möglichst rasch gleichzeitig alle „a" und „o" durch
Streichen Sie möglichst rasch gleichzeitig alle „a" und „u" durch
Streichen Sie möglichst rasch gleichzeitig alle „e" und „i" durch
Streichen Sie möglichst rasch gleichzeitig alle „e" und „o" durch
Streichen Sie möglichst rasch gleichzeitig alle „e" und „u" durch
Streichen Sie möglichst rasch gleichzeitig alle „i" und „o" durch
Streichen Sie möglichst rasch gleichzeitig alle „i" und „u" durch

Natürlich können Sie auch alle anderen Buchstaben des Alphabetes bzw. deren Kombinationen verwenden.
In diesem Schwierigkeitsbereich sollten Sie jedoch nur maximal zwei Buchstaben gleichzeitig durchstreichen!
Falls es Ihnen schwerfällt, sich diese Buchstaben zu merken, können Sie sie am Blatt oben markieren.
Versuchen Sie aber nach einiger Zeit sich auch diese Buchstaben zu merken.
Versuchen Sie auch Ihre Geschwindigkeit langsam zu steigern.

Übungsbeispiel 2. Gedächtnis/logisches Denken

Heute gehen Sie in Ihrem Garten spazieren. Alles wächst und blüht. Betrachten Sie nun die Bilder der Pflanzen und Früchte die in Ihrem Garten sind.

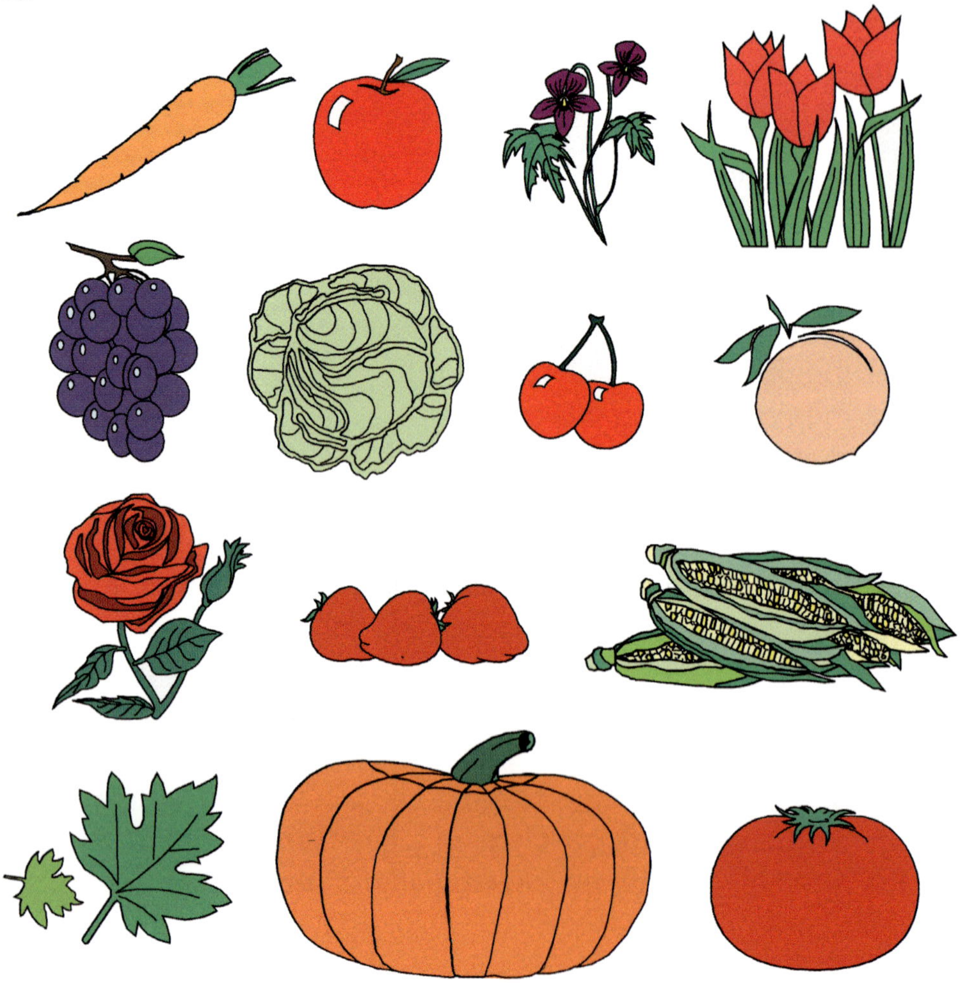

Welche Pflanzen befinden sich in Ihrem Garten?

Schreiben Sie die Namen hier auf:

....

....

....

....

Nun sitzen Sie gemütlich wieder in Ihrem Wohnzimmer und denken an den Besuch Ihres Gartens zurück.

Was haben Sie alles gesehen?

....

....

....

....

Wenn Sie mehr als 5 Pflanzen richtig behalten haben, setzen Sie fort und wiederholen Sie die Übung zu einem späteren Zeitpunkt nochmals.

Falls Sie unter diesem Wert lagen, versuchen Sie zuerst die Übungen der Schwierigkeitsstufe C.

Betrachten Sie nun nochmals die Pflanzen Ihres Gartens auf der vorhergehenden Seite.
Machen Sie dann eine Pause von etwa 5 Minuten und setzen Sie dann mit der Übung fort.

(**Nach der Pause von 5 Minuten** oberen Teil dieser Seite abdecken)

Welche der unten angeführten Pflanzen waren auch in Ihrem Garten?

Tomate	Salat	Mohn	Kürbis	Paprika	Erdbeeren
Nuss	Apfel	Pflaume	Marille	Rose	Birne
Weintrauben	Gurke	Nelke	Lilie	Gerbera	Radieschen
Karotte	Veilchen	Mais	Pfirsich	Himbeere	Tulpe

Übungsbeispiel 3. Konzentration/Sprache

Diese Aufgabe erfolgt in zwei Schritten.

1. Lesen Sie zuerst die hier geschriebenen Worte.

2. Verbinden Sie nun die Worte entsprechend des Anfangsbuchstabens nach dem Alphabet.

Also z.B. Apfel mit Birne dann Clown und so weiter. Falls diese Aufgabe zu schwer sein sollte, beginnen Sie mit dem Schwierigkeitsgrad C.

Ameise Enkel MANN

Panther ***Caesar***

rot

Kaffee

SONNE

Dose

Grube **Iris**

Fahne

Limonade Quelle

TORTE

hell **Nebel**

UHR Jagd

Welle Yeti

Berg Otto

Zitrone

Vase

Xylophon

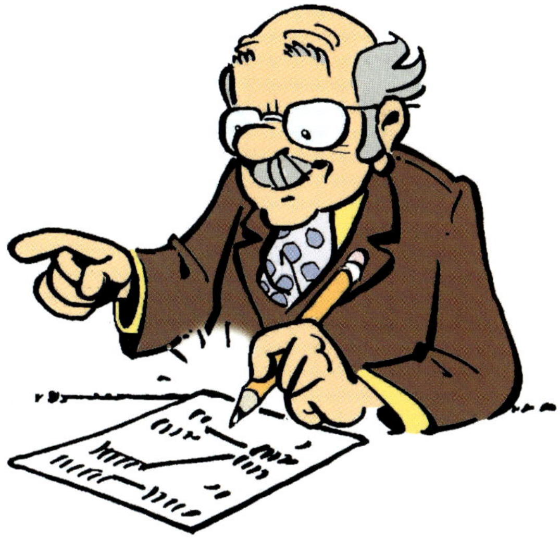

Übungsbeispiel 4. Logisches Denken

Bei der folgenden Aufgabe sind pro Reihe Dinge angeführt, die zueinander in einer logischen Beziehung stehen.
Dazwischen hat sich jedoch immer ein falsches eingeschlichen.

Finden Sie dieses heraus und streichen Sie es durch.
Schreiben Sie auch die Gemeinsamkeit bzw. den Unterschied dazu.

Beispiel:
Hund-Katze-~~Ente~~-Giraffe ....*die Ente ist kein Säugetier*

Falls diese Aufgabe zu schwer sein sollte, versuchen Sie einfach dieselbe Aufgabe im Schwierigkeitsgrad C und gehen später zu dieser Aufgabe zurück.

Baum-Blume-Auto-Gras ....

Kirsche-Birne-Apfel-Rose ....

Nelke-Tanne-Veilchen-Narzisse ....

Birke-Ulme-Eiche-Rose ....

Auto-Zug-Fahrrad-Flugzeug..

Haarspange-Kamm-Spiegel-Haarshampoo ....

Sessel-Tisch-Bank-Hocker ....

Gurke-Tomate-Pfefferminze-Salat..

Erbsen-Pfirsich-Fisolen-Kraut..

Rom-Paris-Venedig-Berlin..

Teller-Messer-Gabel-Löffel..

Elefant-Hund-Katze-Maus ....

Fisch-Kuh-Ziege-Schwein ....

Pflaume-Apfel-Pfirsich-Marille ....

Haare-Nägel-Haut-Knochen ....

Wasser-Brot-Wein-Bier ....

Küche-Bad-Wohnzimmer-Schlafzimmer-Terasse ....

Holland-Deutschland-Österreich-China-Frankreich ....

Rhein-Mosel-Donau-Bodensee-Main-Amazonas ....

Tasche-Hemd-Schuhe-Hose-Socken ....

Eis-Schnee-Hagel-Regen-Wind-Nebel ....

Fisch-Seerose-Schilf-Algen-Steine ....

Brot-Butter-Eis-Käse-Salz ....

Tasse-Glas-Kaffee-Wasser-Filter-Kanne ....

Auto-Karte-Zug-Straße-Ampel-Polizist ....

Telefon-Radio-Eiskasten-Fernseher-Waschmaschine ....

Erle-Birke-Tanne-Eiche-Kastanie ....

Kuh-Pferd-Schwein-Esel-Hund-Schaf ....

Lösung: Auto, Rose, Tanne, Rose, Fahrrad, Spiegel, Tisch, Pfefferminze, Pfirsich, Venedig, Teller, Elefant, Fisch, Apfel, Knochen, Brot, Terrasse, China, Bodensee, Tasche, Wind, Fisch, Salz, Glas, Zug, Telefon, Tanne, Hund.

Übungsbeispiel 5. Flexibilität der Denkabläufe

Flexibilität ist ein wichtiger Bestandteil unseres Lebens.
In vielen Bereichen leben wir aber oft sehr automatisch.
Die folgende Übung soll helfen, die Flexibilität des Denken zu fördern.
Auf dieser Seite finden Sie einige Worte. Diese sind so geschrieben, wie man sie auch tatsächlich schreibt. Lesen Sie sich jedes Wort einzeln durch und decken Sie es danach ab. Versuchen Sie dann dieses Wort aus dem Gedächtnis „verkehrt" zu schreiben.

z.B. **Rot**..............................**tor**

Am Anfang beginnt es leicht, wird aber dann schwieriger.
Wenn Sie bereits bei den Worten am Anfang große Probleme haben, versuchen Sie dieselbe Übung im Schwierigkeitsgrad C.

Es ....

Da ....

Ja ....

Der ....

Sie ....

Tor ....

Haus ....

Fass ....

Vase ....

Ratte ....

Gabel ....

Tisch ....

Sessel ....

Messer ....

Fenster ....

Maurer ....

Übungsbeispiel 6. Flexibilität der Denkabläufe/Gedächtnis

Auch bei dieser Aufgabe können Sie die Flexibilität Ihres Denkens und Ihr Gedächtnis trainieren.

Sie finden hier immer einige Zahlen aufgeschrieben. Lesen Sie sich jeweils immer eine Zahl durch und decken Sie diese dann mit einem Blatt Papier ab. Dann schreiben Sie diese Zahl aus dem Gedächtnis daneben hin. Vergleichen Sie, ob die Zahl stimmt. Dann decken Sie beide Zahlen ab und versuchen Sie, die Zahl von rückwärts wieder in das vorgesehene Feld daneben zu schreiben. Anschließend vergleichen Sie wieder, ob sie richtig ist. Stimmt alles? Dann gehen Sie einfach zur nächsten Zahl weiter.

z.B. Vorlage:	**245**	......	
1. Schritt:	**245**	**245**	......
2. Schritt:	**245**	**245**	**542**

13	....	....
54	....	....
87	....	....
94	....	....
354	....	....
298	....	....
376	....	....
159	....	....
635	....	....
527	....	....
9452	....	....
8452	....	....
3165	....	....
7248	....	....

Sollte diese Aufgabe zu schwierig sein, versuchen Sie dieselbe Aufgabe im Schwierigkeitsgrad C.

Übungsbeispiel 7. Altgedächtnis/logisches Denken

Bei dieser Aufgabe sollen Sie Ihr Altgedächtnis trainieren. Dieses ist oft besser erhalten als das Neugedächtnis und ist in vielen Bereichen unseres Lebens wichtig.
Wir machen nun eine Reise durch verschiedene europäische Länder, besuchen deren Städte und besichtigen bekannte Sehenswürdigkeiten. Ergänzen Sie einfach die fehlenden Städte bzw. Sehenswürdigkeiten.

Die Hauptstadt von Österreich ist .... Hier steht ein ganz bekannter Dom, der .... Auch in Österreich liegt eine schöne Stadt mit einem „goldenen Dachl". Wie heißt sie?......................... Nun geht es weiter nach Paris. Paris ist die Hauptstadt von .... und durch einen stählernen Turm .... bekannt. Auch in Frankreich liegt am Meer eine Stadt, die durch die Filmfestspiele bekannt ist. Das ist .... Über den Ärmelkanal kommen wir nach England. Die Hauptstadt heißt .... Hier steht ein berühmter „Glockenturm" der .... In der neuen Hauptstadt von Deutschland .... gibt es ein bekanntes Tor. Wie heißt es? .... Aber auch Ungarns Hauptstadt .... hat einiges zu bieten. So etwa die .... Nun geht es aber weiter zur Hauptstadt Italiens. Hier in .... steht aus der Römerzeit das .... Nun ab in das Land der Tulpen nach .... Die Hauptstadt ist .... Brüssel in .... ist unsere nächste Station. Wie heißt diese kleine unsittliche Statue? .... Langsam geht unsere Reise wieder zu Ende. Wir kehren nochmals nach Deutschland zurück und besuchen ganz oben in Deutschland eine Hafenstadt die heißt ....

Haben Sie Probleme bei der Lösung gehabt, hier kommen einige Hilfen.

Es sind immer die Anfangsbuchstaben angegeben und die noch fehlenden Buchstaben durch Punkte angeführt.
Die Reihenfolge ist dieselbe wie bei der Reisebeschreibung.

Wi . . ; Steph . . . . . .; Inns . . . . . ; Frank . . . . . ; Eif. . . . . . ; Can. . . ; Lon . . . ; Big . . . ; Ber. . . ; Brand . . . . ; Buda . . . . ; Fischer . . . . . . ; R . . ; Collo . . . . . ; Hol . . . . ; Amster. . . ; Brüs . . . ; Bel . . . . ; Maneken . . . . ; Ham . . . .

Sollte diese Aufgabe trotz der Hilfe zu schwer gewesen sein, beginnen Sie mit der Aufgabengruppe C.

Nun aber noch eine abschließende Gedächtnisaufgabe.

Welche Länder haben Sie bei dieser Reise besucht?
Ich war in

....

....

....

....

....

....

Welche Städte haben Sie besucht?

....

....

....

....

....

....

Welche Sehenswürdigkeiten haben Sie dabei gesehen?

....

....

....

....

....

....

Eine etwas schwierigere Übung finden Sie im Abschnitt A.

Übungsbeispiel 8. Motorik/Gedächtnis

Auf dieser Seite sind Figuren mit verschiedenem Schwierigkeitsgrad dargestellt.

Motorik Versuchen Sie diese zuerst auf das Blatt auf der gegenüberliegenden Seite abzuzeichnen.
Sollten Sie dabei bei den ersten drei Figuren Probleme haben, üben Sie zuerst dieselbe Aufgabe der Schwierigkeitsstufe C.

Gedächtnis Betrachten Sie nun immer eine Figur etwa 10 Sekunden und versuchen Sie sich diese zu merken. Decken Sie dann alle Figuren ab und zeichnen Sie die eben betrachtete Figur aus dem Gedächtnis nach.
Falls es nicht beim ersten Mal klappt, versuchen Sie es ruhig öfter.

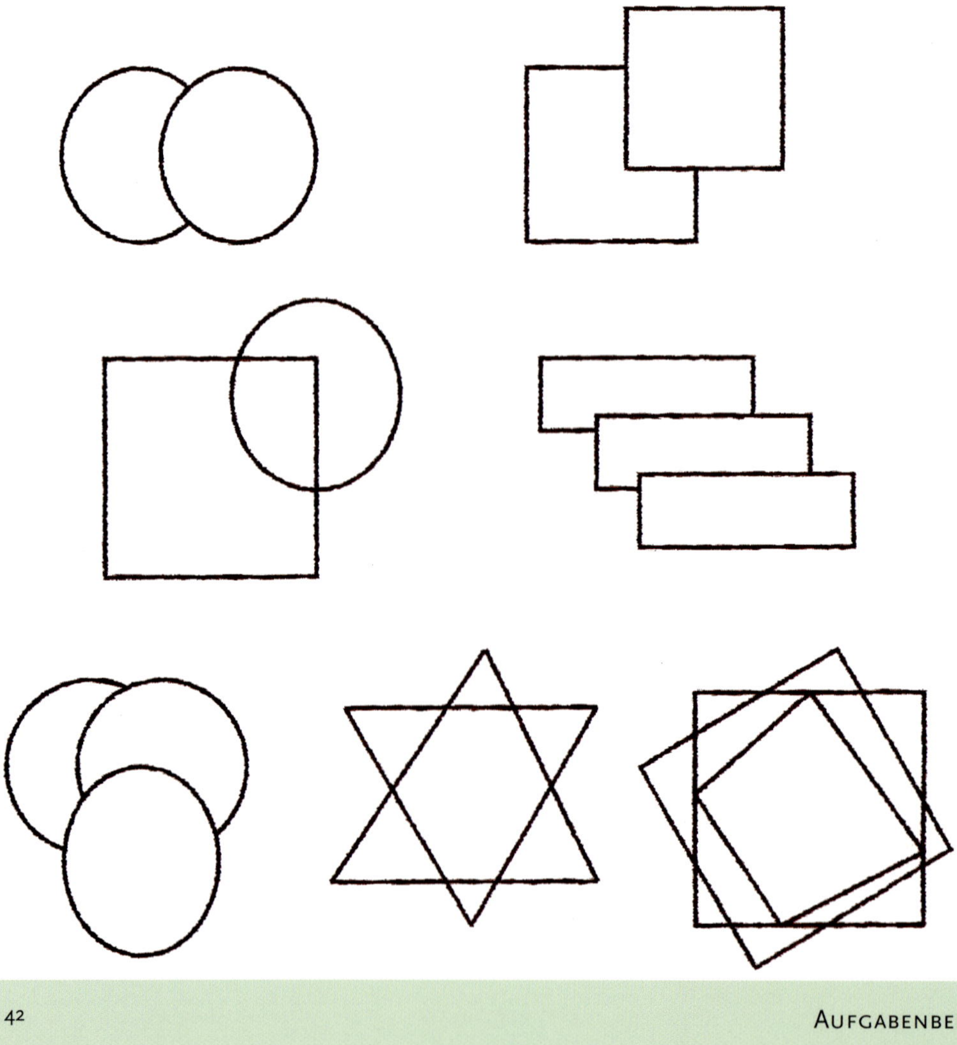

Übungsbeispiel 9. Motorik/räumliches Vorstellungsvermögen/Gedächtnis

Bei dieser Aufgabe sollen Sie die dargestellte Figur spiegelverkehrt abzeichnen. Verwenden Sie dazu die gegenüberliegende Seite.
Die Figuren werden dabei immer schwieriger.
Sollten Sie bei den ersten zwei Figuren starke Schwierigkeiten haben, versuchen Sie zuerst die gleiche Übung in der Schwierigkeit C.

Gedächtnis Betrachten Sie nun immer eine Figur etwa 10 Sekunden und versuchen Sie sich diese zu merken. Decken Sie dann alle Figuren ab und zeichnen Sie die eben betrachtete Figur aus dem Gedächtnis nach.
Falls es nicht beim ersten Mal klappt, versuchen Sie es ruhig öfter.

Beispiel: 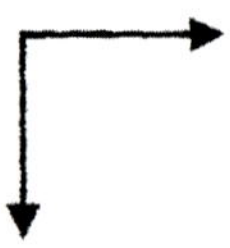 Lösung: 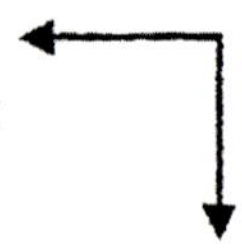

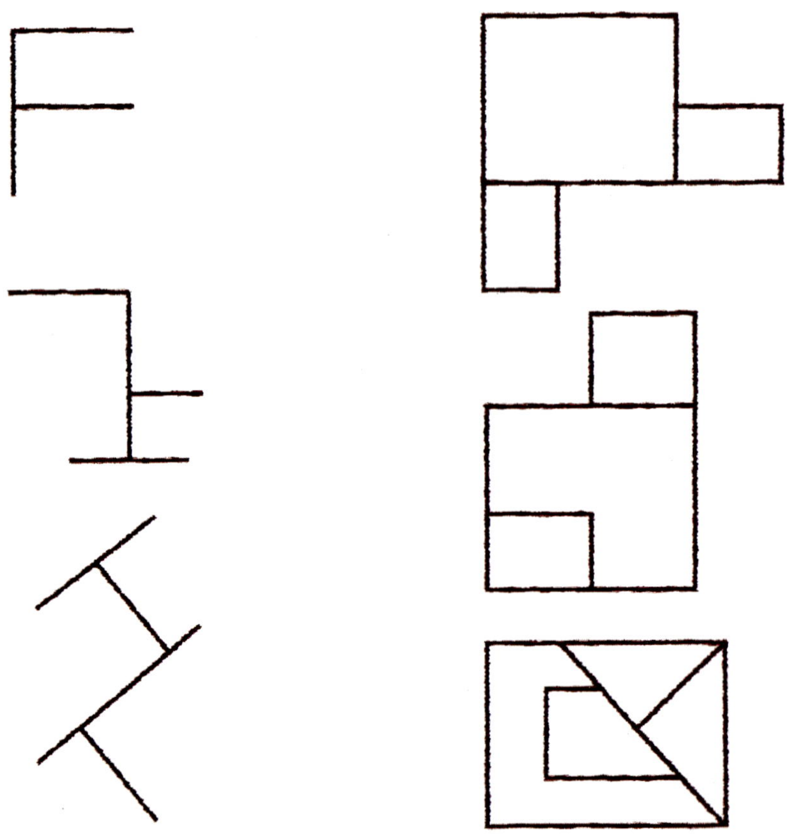

Übungsbeispiel 10. Rechenfähigkeit

Bei der folgenden Übung streichen Sie bitte in jeder Zeile die Zahlen 8, 4, und 3 an und zählen Sie diese zusammen.
Schreiben Sie das Ergebnis daneben an den Rand der jeweiligen Zeile.
Am Ende bilden Sie die Gesamtsumme:

z.B.: 4	7	3	2	8	3	1	3	5		21
3	4	2	4	3	5	6	7	8	3	………
1	8	5	8	5	2	4	3	9	4	………
2	6	4	3	7	6	8	3	1	8	………
8	5	7	3	4	2	9	4	2	3	………
3	1	4	6	8	4	2	5	4	7	………
7	4	2	5	8	3	3	6	4	5	………
3	5	3	2	8	4	7	3	9	8	………
5	1	3	4	3	6	7	8	3	4	………
4	2	5	8	3	7	1	9	4	7	………
8	2	8	3	5	6	4	7	3	4	………

Gesamtsumme ______

(**Lösung:** 248)

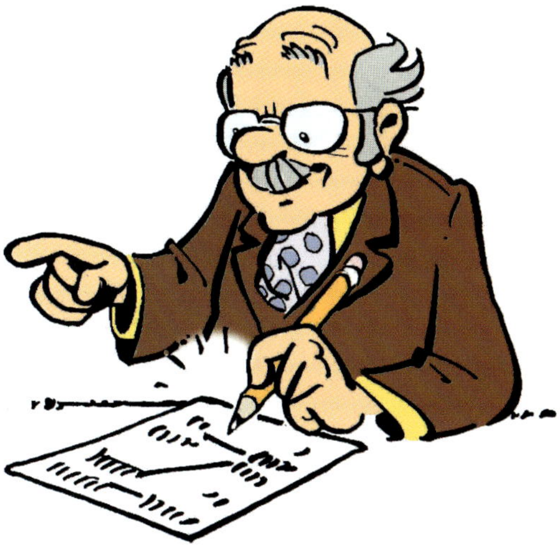

Übungsbeispiel 11. Sprache/Flexibilität des Denkens

Diese Aufgabe erfolgt in zwei Teilen.

1. Benennen Sie die angeführten Früchte möglichst rasch.
Messen Sie die Zeit die Sie dazu benötigen!
Also: Apfel, Birne, Birne, Apfel, Birne, Apfel, ...

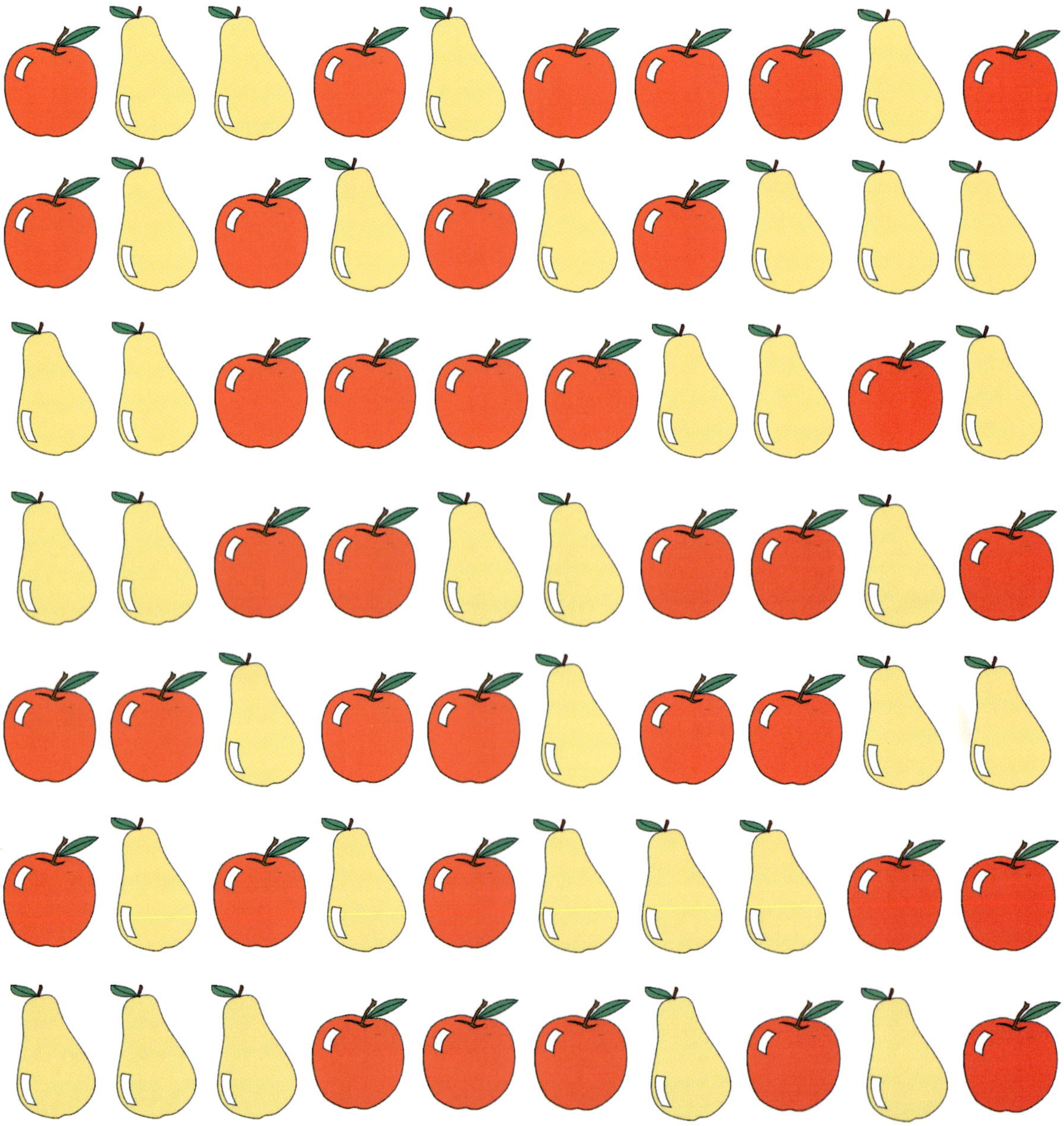

2. Bennen Sie nun dieselben Früchte mit dem anderen Namen.
Also anstelle „Apfel“ sagen Sie „Birne“, anstelle „Birne“ sagen Sie „Apfel“. Sollte diese Übung zu schwierig sein, gehen Sie zur selben Übung der Schwierigkeit C.

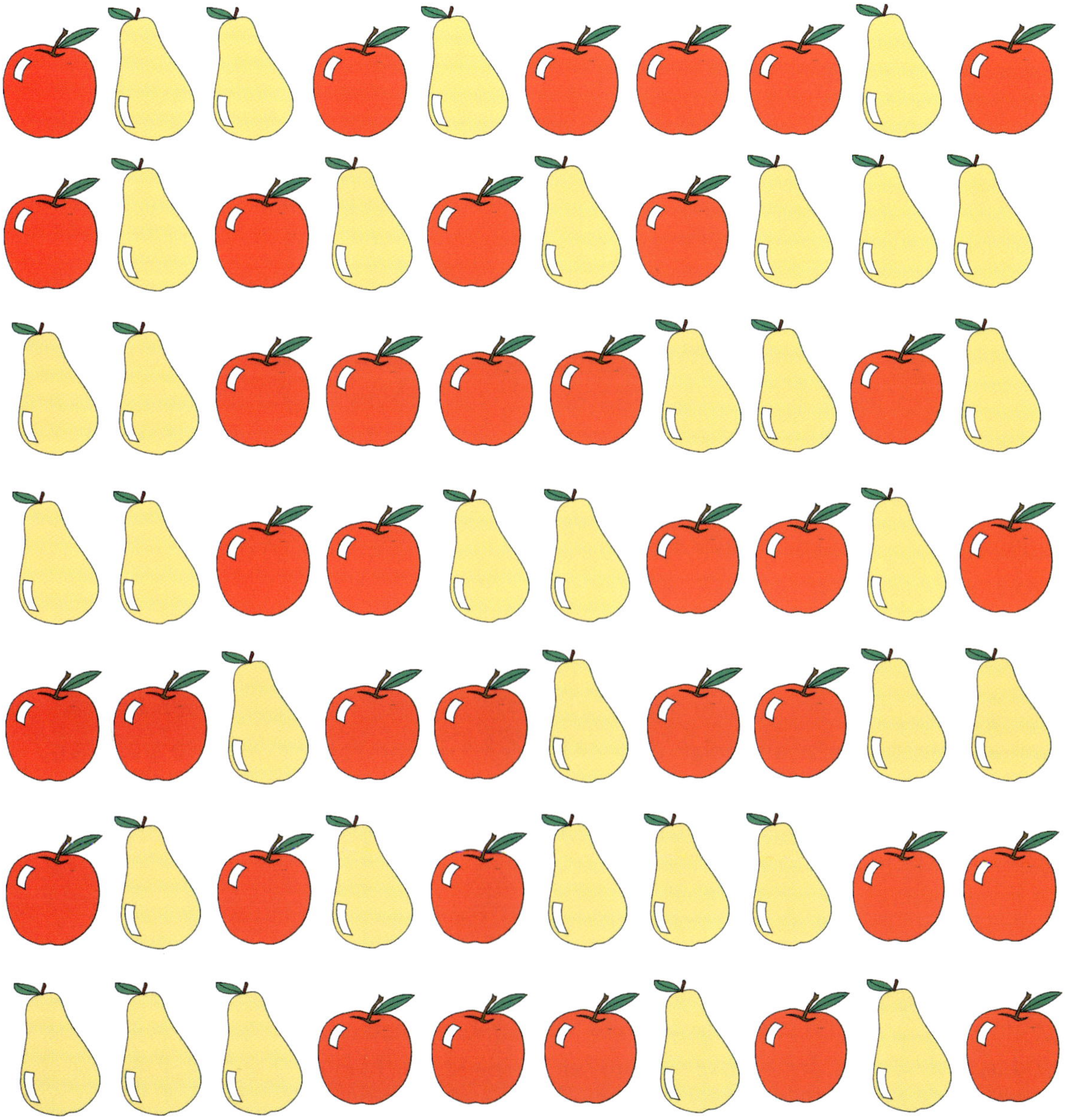

Aufgabenbereich C

Grundüberlegungen für die Durchführung der Aufgaben des Aufgabenbereiches C

Wie kann man einen an einer Demenz bzw. an Alzheimer erkrankten Menschen unterstützen, um seine Fähigkeiten möglichst lange zu erhalten?

Mit der zunehmenden Einschränkung der geistigen Funktionen nimmt auch die Leistungsfähigkeit des Demenz- bzw. Alzheimer Kranken und seine Fähigkeit für sich selbst zu sorgen ab.
Am Anfang entstehen oft Schwierigkeiten bei der Ausführung von komplizierteren Aufgaben im Beruf, im Haushalt, beim Einkauf, bei der Einnahme von Medikamenten, bei der Durchführung von Finanz- oder Amtsgeschäften, beim Telefonieren oder beim Benützen von öffentlichen Verkehrsmitteln.
Trotz der nachlassenden Fähigkeiten sollen die Betroffenen aber nicht als hilflos betrachtet oder wie Kinder behandelt werden. Ihnen sollen nicht schon frühzeitig alle Aufgaben abgenommen werden, nur weil sie ihnen schwerer fallen als früher und mehr Zeit zur Durchführung benötigt wird. Die Angehörigen und Betreuer müssen sich dem Tempo und den Möglichkeiten des Erkrankten anpassen und seine bisherigen Gewohnheiten und Eigenheiten möglichst unverändert lassen. Da dem Kranken seine Defizite vor allem am Beginn der Erkrankung sehr schmerzlich bewußt sind, sollte man ihn nicht auf seine Fehler hinweisen, sondern ihm vielmehr Erfolgserlebnisse und das Gefühl, nützlich zu sein, vermitteln.
Die Betreuer müssen lernen, mit Fortschreiten der Erkrankung ihre Erwartungen zurückzuschrauben, sich den Veränderungen anzupassen und den Kranken nicht zu überfordern.
Andererseits hat es sich gezeigt, dass es für den Kranken besonders wichtig ist, aktiv tätig zu sein und sich zu beschäftigen, weil dadurch seine Selbstständigkeit und Eigenkompetenz länger erhalten bleiben, sein Leben sinnvoller erscheint und sein Selbstwertgefühl gesteigert wird.

Hier wollen wir Ihnen Möglichkeiten für ein sinnvolles Beschäftigungs- und Reorientierungsprogramm anbieten, wobei man immer bedenken sollte, dass nicht alle Angebote für jedermann passend sind und Sie damit rechnen müssen, immer wieder auf Widerstand seitens des Kranken zu stoßen. Seine Möglichkeiten und Fähigkeiten sind nicht nur vom Krankheitsstadium, sondern auch von seiner Tagesverfassung, seinem Wohlbefinden und nicht zuletzt auch von der Stimmung und dem Wohlbefinden der Betreuungspersonen abhängig.

Alle Aktivitäten und Anregungen, die Sie Ihrem Patienten anbieten, sollten in spielerischer Form und keinesfalls im Form eines Lernprogrammes gebracht werden. Offensichtliche Niederlagen für den Kranken sollen auch beim Spielen vermieden werden. Als hilfreich und für die meisten Patienten annehmbar haben sich (Re)Orientierungsübungen und die sogenannte Reminiszenz- oder Biographiearbeit erwiesen.
Geben Sie dem Betroffenen so viele Erinnerungshilfen wie möglich.

Einige Beispiele:

- Achten Sie darauf, dass die Uhren in Ihrer Wohnung die richtige Zeit anzeigen.
- Markieren Sie das tägliche Datum auf einem gut lesbaren Kalender und sagen Sie schon in der Früh: „Heute ist der ...... und wiederholen Sie das täglich einige Male.
- Bringen Sie ein Brett oder eine Pinwand für Nachrichten an und machen Sie es zur Gewohnheit, dieses zu benützen.
- Machen Sie in der Früh eine Liste mit den täglichen Aktivitäten und lassen Sie den Kranken alles abhaken was erledigt ist.
- Schreiben Sie einen gut lesbaren Zettel, wenn Sie weggehen, auf dem Sie vermerken, wo Sie hingegangen sind und wann Sie zurück kommen, machen Sie daraus eine Routine.
- Bewahren Sie beliebte oder wichtige Gegenstände (Brillen, Schlüssel, Handtasche, etc.) an gewohnten Plätzen auf, wo sie auch leicht gesehen und gefunden werden können.
- Beschriften Sie Türen oder Kästen mit deutlich lesbaren Bezeichnungen oder Symbolen in kräftigen Farben, weisen Sie immer wieder darauf hin.
- Sorgen Sie für eine ausreichende Beleuchtung aller Zimmer, Gänge und Treppenhäuser. Auf dem Weg zwischen Schlafzimmer und Toilette oder Bad sollte auch ein Nachtbeleuchtung eingeschaltet sein.
- Halten Sie Reiningungsmittel, Medikamente und andere gefährliche Dinge unter Verschluß, auch gefährliche Elektrogeräte (Bügeleisen, Brotschneidemaschine, Fön usw.)sollten außer Reichweite des Kranken aufbewahrt werden, wenn er nicht mehr in der Lage ist, diese gefahrlos zu bedienen.

- Machen Sie täglich zur gleichen Zeit Spaziergänge mit dem Kranken, gehen Sie möglichst immer den gleichen Weg und weisen Sie auf bestimmte Geschäfte, bekannte Gebäude oder markante Stellen hin (z.B. das ist die Trafik, hier ist der Arzt, hier wohnt die Frau N., da ist das gelbe Haus), machen Sie auch daraus eine Routine. Wenn Ihnen die täglichen Spaziergänge zu mühsam werden, versuchen Sie eine zweite Person einzuschleusen, wie z.B. Besuchsdienst, freiwillige Helfer oder andere Verwandte.
- Nehmen Sie den Kranken solange wie möglich zum Einkaufen mit, machen Sie gemeinsam eine Einkaufsliste und lassen Sie ihn die gekauften Gegenstände abhaken.
- üben Sie das Telefonieren, wenn noch möglich und schreiben Sie wichtige Telefonnummern deutlich auf das Anschlagbrett.
- Machen Sie auch regelmäßig Ausflüge z.B. in den Zoo, in ein Museum, einen Botanischen Garten oder einen schönen Park, gehen Sie mit dem Patienten ins Kaffeehaus oder Restaurant, auch wenn es manchmal peinlich ist. Informieren Sie Nachbarn, Freunde und die Geschäftsleute der Umgebung über die Krankheit Ihres Angehörigen, sie werden verständnisvoller reagieren. Verstecken Sie Ihren Angehörigen nicht zu Hause, Sie brauchen beide soziale Kontakte. Nehmen Sie Hilfe von Anderen an.
- Auch wenn die Sprache schon gestört ist, kann das Singen alter vertrauter Lieder noch gut möglich sein, Musik in jeder Form kann zur Verbesserung der Stimmung beitragen und in schwierigen Situationen Ablenkung bieten.
- Lesen Sie Ihrem Angehörigen kurze Geschichten oder Zeitungsartikel vor.
- Schauen Sie mit ihm Zeitschriften mit Bildern, Gartenkataloge oder Tierbilder an.
- Lassen Sie ihn zeichnen oder malen und sprechen Sie mit ihm über seine Bilder, auch wenn Sie Ihnen unverständlich vorkommen.
- Geben Sie ihm Gegenstände zum Fühlen und Betasten, z.B. Ton oder Stofftiere.
- Auch die Beschäftigung mit Kindern oder Tieren macht den Betroffenen oft Freude. Kinder sollten allerdings auf mögliche Probleme vorbereitet werden.

Eines der Hauptprobleme im Laufe der Erkrankung ist das gestörte Kurzzeitgedächtnis, das Langzeitgedächtnis hingegen bleibt sehr lange erhalten und der Kranke scheint oft in einer anderen, längst vergangenen Zeit zu leben. Das ist für ihn die Realität, auch wenn dies für uns unverständlich und oft schmerzlich ist, besonders wenn er die nächsten Angehörigen nicht mehr erkennt.
Schauen Sie mit dem Kranken alte Fotoalben an, stellen Sie diese neu zusammen mit Fotos Souvenirs und Dokumenten (Kopien) der wichtigsten Ereignisse und Stationen seines Lebens. Suchen Sie Bilder seiner Heimat, seines früheren Wohnortes oder seiner Lieblingsgegend und stellen Sie so gemeinsam eine Chronik seines Lebens zusammen. Beschriften Sie Fotos von Familienmitgliedern oder guten Freunden mit Namen, z.B. das sind die Enkelkinder N. und N., bringen Sie auch diese auf einer Pinwand an und schauen Sie sie immer wieder gemeinsam an. Sprechen Sie mit ihm über vergangene Zeiten, hier kennt er sich meist gut aus und erinnert sich oft an Ereignisse oder Dinge, die Sie selbst schon vergessen haben. Sprechen Sie mit ihm über Erlebnisse in seiner Jugend oder frühen Erwachsenenzeit, seinen Militärdienst, über seine Ausbildung, sein Berufsleben und über seine früheren Hobbies und alles was ihm Freude bereitet hat. Sie können auch versuchen mit ihm gemeinsam ein Tagebuch zu führen, mit vielen Bildern, Zeichnungen und Fotos.
Versuchen Sie bei allen diesen Beschäftigungen und Aktivitäten auf frühere Interessen und Gewohnheiten aufzubauen, passen Sie sich an das Tempo des Erkrankten an und hören Sie auf, wenn er müde wird oder die Freude daran verliert. Noch einmal sei gesagt, dass alle diese Tätigkeiten in spielerischer Form und möglichst lustbetont durchgeführt werden sollen und dass der Betroffene weder überfordert noch unterfordert wird. Bedenken Sie auch, dass Dinge die heute noch möglich sind, morgen vielleicht schon nicht mehr gelingen.

Die Übungen die für diesen Leistungsbereich angegeben sind können möglicherweise nicht mehr alle von Ihrem Angehörigen gelöst werden. Verzweifeln Sie deshalb nicht sofort, sondern versuchen Sie einfach die einzelnen Bereiche durch.
Sicher finden sich einige die noch möglich sind.

Sollten Sie sich als Angehöriger oder Betreuer überfordert fühlen scheuen Sie sich auch nicht professionelle Hilfe in Anspruch zu nehmen.

Übungsbeispiel 1: Konzentration/Wortfindung

Die folgenden Übungen können einfach in den Alltag integriert werden:

1. Versuchen Sie, möglichst viele Gegenstände, die Sie in Ihrer Umgebung sehen, zu benennen.
   Falls Ihnen ein Wort nicht gleich einfällt, gehen Sie zum nächsten über.

Für Personen mit starken Abbauerscheinungen kann diese Aufgabe auch durch Angehörige durch gezieltes Fragen durchgeführt werden. Versuchen Sie jedoch in diesem Fall nicht zu schwierige Worte, sondern nur solche des Alltags des Patienten zu verwenden.

2. Versuchen Sie bei diesen benannten Worten den Anfangsbuchstaben zu nennen bzw. fragen Sie Ihren Angehörigen mit welchem Buchstaben dieses Wort beginnt.
   Zur Unterstützung können Sie diese Worte auch zuhause aufschreiben und den Anfangsbuchstaben rot markieren.

Geben Sie Hilfen bei der Wortfindung z.B. diesen Gegenstand braucht man zum Essen; darauf sitzt man; ...
Oft hilft es auch, z.B. bei Nahrungsmitteln über den Geschmack, den Geruch oder durch Berühren und damit hantieren ein Wort wieder zu finden.

Vermeiden Sie jedoch unnötigen Stress durch zu schwere Worte oder zu intensives Üben.
Denken Sie daran. Die Beziehung zum Demenzkranken ist wichtiger als seine Leistung.
Oft kann er Dinge, die wir nicht für so wichtig erachten.
Finden Sie diese heraus und fördern bzw. nutzen Sie sie.

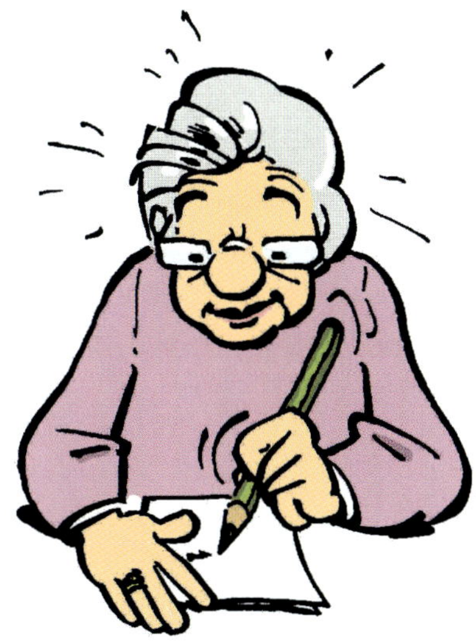

Übungsbeispiel 2. Altgedächtnis/Wortfindung

Welche Pflanzen kennen Sie?
Schreiben Sie diese hier auf.

(Falls der Erkrankte nicht mehr selbst schreiben kann, sollte dies die Betreuungsperson gemeinsam mit ihm tun.)

....

....

....

....

....

....

....

....

Decken Sie nun den oberen Teil ab und versuchen Sie es nochmals.
Vielleicht fallen Ihnen noch mehr ein.

....

....

....

....

....

....

....

....

....

Decken Sie nun die linke Seite nochmals ab und versuchen Sie es ein drittes Mal.

Sicher geht es nun noch besser.

....

....

....

....

....

....

....

Bei dieser Übung ist es wichtig, sich bzw. den Kranken nicht zu überfordern. Machen Sie auch ruhig eine Pause. Man kann diese Übung natürlich jederzeit wiederholen bzw. auch mit Tieren, Namen etc. durchführen. Werden andere Dinge genannt, korrigieren Sie nicht mit „das ist falsch“ oder „das stimmt nicht“, sonder schreiben Sie sie trotzdem auf und gehen Sie sie anschließend gemeinsam nochmals durch, ob auch alles stimmt.

Übungsbeispiel 3. Konzentration/Visuomotorik

Bei der folgenden Aufgabe sollen Sie möglichst rasch alle gleichen Figuren heraussuchen und miteinander verbinden. Also z.B. alle Birnen, Tomaten etc.

Arbeiten Sie so rasch wie möglich.

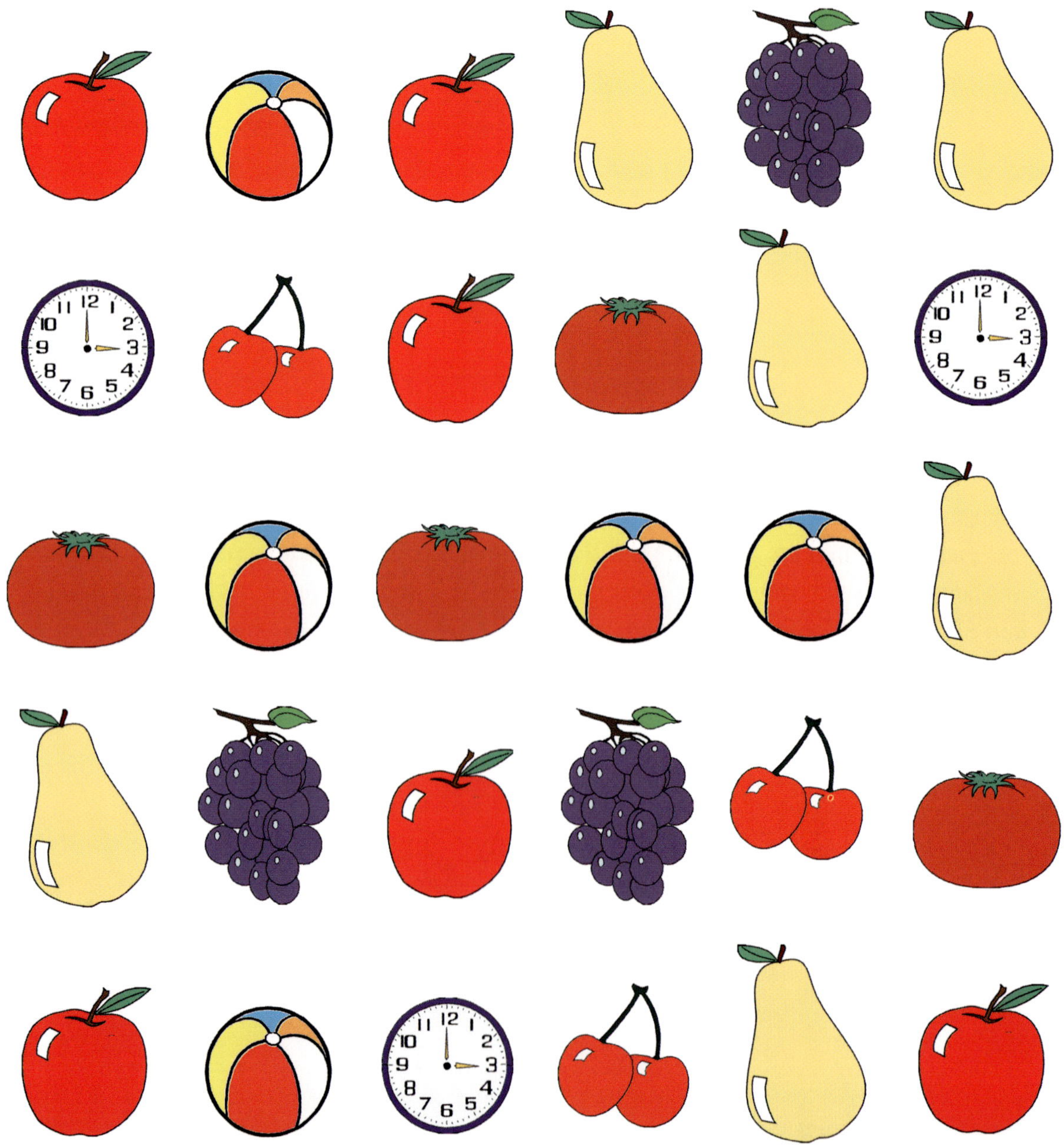

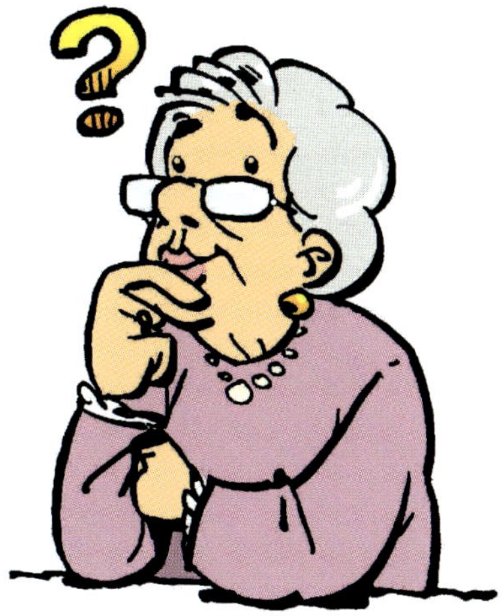

Übungsbeispiel 4. Logisches Denken

Bei der folgenden Aufgabe finden Sie immer Sätze, bei denen Sie beurteilen sollen ob diese stimmen oder nicht.

Z.B. Ein Mann brach sich den Fuß und kletterte auf einen Baum.
Dieser Satz stimmt natürlich nicht, da man mit einem gebrochenen Fuß nicht auf einen Baum klettern kann!

Wenn Ihr Angehöriger nicht mehr lesen kann, machen Sie einfach ein Spiel daraus und lesen Sie die Sätze vor.

Z.B.: „Das Schwein gibt uns Milch". „Glaubst du stimmt das?"

Das Schwein gibt uns Milch.

Hunde bellen.

Das Schaf hat lange Ohren.

Ein Elefant hat einen langen Rüssel.

Katzen klettern auf Bäume.

Ein Goldfisch geht wegen seines Gewichtes leicht unter.

In Büchern gibt es viele Buchstaben.

Kühe geben uns Milch.

Wasser ist trocken.

Einen Brief kann man essen.

Steine sind leichter als Luft.

Schuhe werden aus Leder gemacht.

Affen essen gerne Fische.

Eine Frau kochte das Essen im Eiskasten.

Schiffe fliegen durch die Luft.

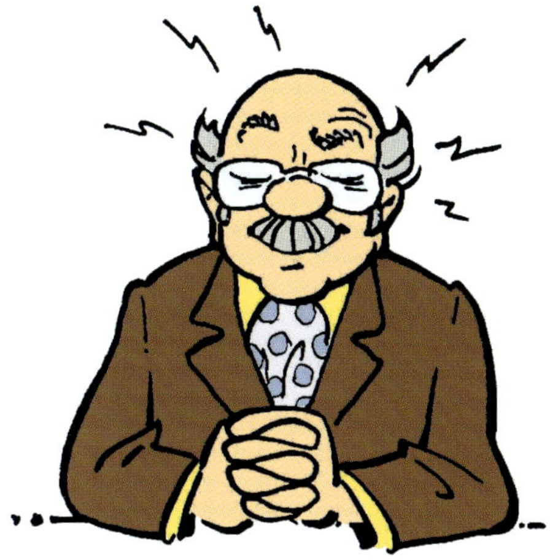

Holz brennt.

Gas ist leichter als Eisen.

Auf Sesseln kann man sitzen.

Mit einem Messer löffelt man die Suppe.

Ein Pferd hat zwei Füße.

Die Giraffe hat einen langen Hals.

Auf einer Fliege kann man reiten.

Fische schwimmen im Wasser.

Kinder sind bei der Geburt bereits größer als die Eltern.

Bienen machen Honig.

Aus Zuckerrüben macht man Zucker.

Kaffee wird aus Tieren gemacht.

Eis ist warm.

Schokolade ist süß.

5. Wortfindung/Flexibilität der Denkabläufe

Bei den folgenden Worten sind immer Buchstaben verloren gegangen.

Versuchen Sie trotzdem das Wort zu erkennen und den Buchstaben zu ergänzen.

Ha.s	**Ga.ten**	**Na.el**	**Zw.ebel**
Rei.en	**Gu.ke**	**Ap.el**	**Z.erg**
T.sch	**W.rfel**	**S.ift**	**Ba.ane**
B.ch	**Za.n**	**Be.g**	**T.l**
Es.en	**Fen.ter**	**Bla.t**	**.emmel**
Fahr.ad	**Rei.en**	**Ki.che**	**Ri.g**
Ne.el	**Lam.e**	**Wei.traube**	**Vo.el**
Som.er	**Hu.d**	**Kar.offel**	**S.huh**
W.nter	**Tele.on**	**Blu.e**	**H.rbst**
A.to	**Geh.rn**	**Pa.ier**	**Sch.aube**
G.bel	**Tel.er**	**Sc.af**	**We.ter**
Mes.er	**Zei.ung**	**Z.ffer**	**Hoc.er**
Ses.el	**To.lette**	**A.resse**	**To.ate**

Nun wird es etwas schwieriger.
Bei diesen Worten fehlen immer zwei Buchstaben.

H..s	Ga.t.n	Na..l	Zw.e.el
R.i.en	Gu.k.	Ap.e.	Z..rg
T.s.h	W.r.el	S.i.t	Ba.a.e
B..h	Za..	B..g	T..
E..en	Fe..ter	Bla..	.emme.
F.hr.ad	R.i.en	.i.che	Ri..
.e.el	L.m.e	Wei.t.aube	V..el
So..er	H..d	Kar..ffel	S.hu.
W.nter	Te.e.on	B.u.e	H.r.st
A.t.	G.h.rn	Pa.i.r	Sch..ube
G..el	Te..er	Sc.a.	.e.ter
Me..er	.ei.ung	Z.ff.r	Ho..er
S.s.el	To.le.te	A.r.sse	To.a.e

Übungsbeispiel 6. Konzentration/Flexibilität der Denkabläufe

Bei dieser Aufgabe sollen Sie Fehler in den Bildern finden und nachsehen, wie das Bild richtig wäre.
Dazu gibt es auf der nächsten Seite einige Hilfen.

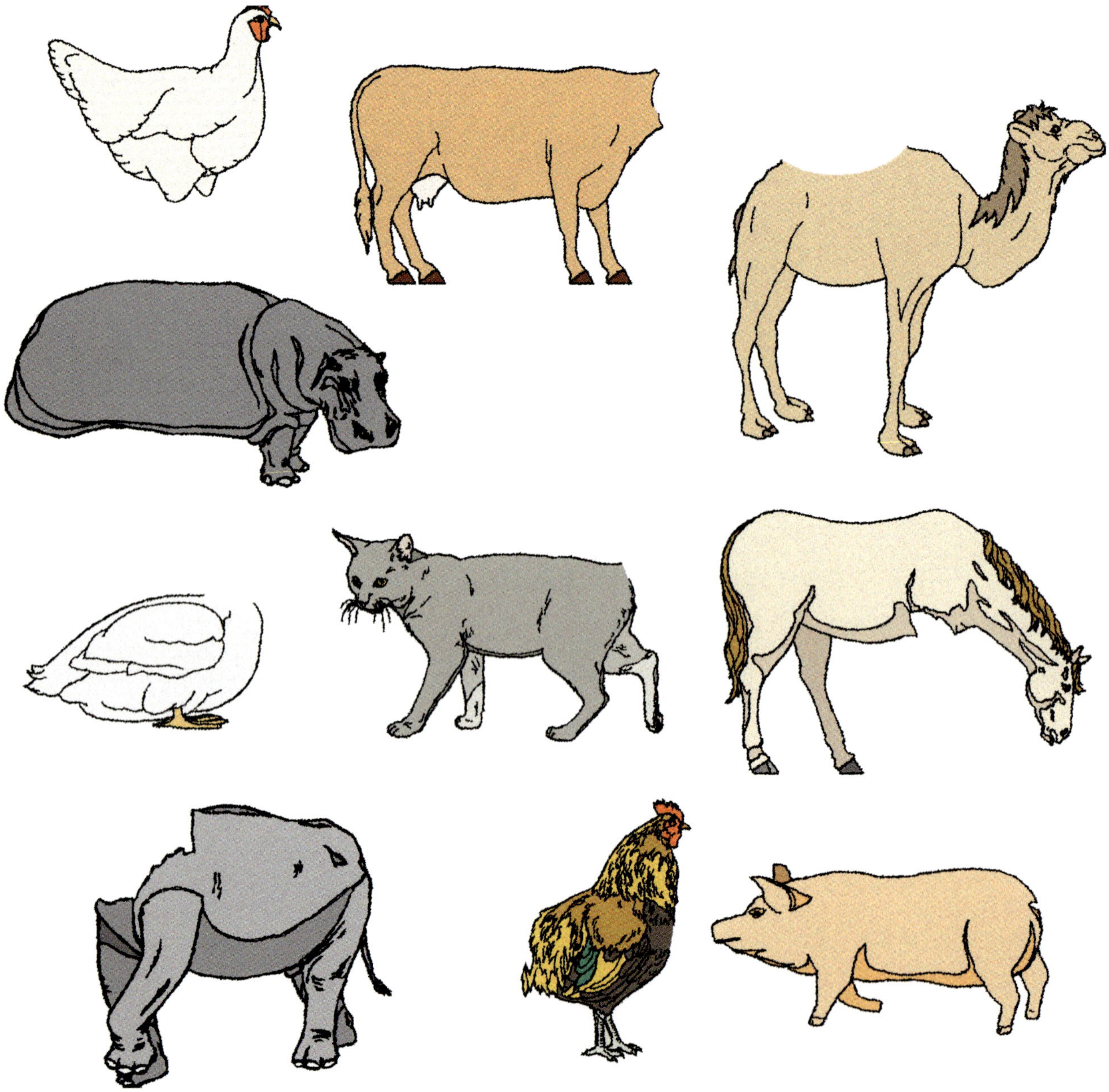

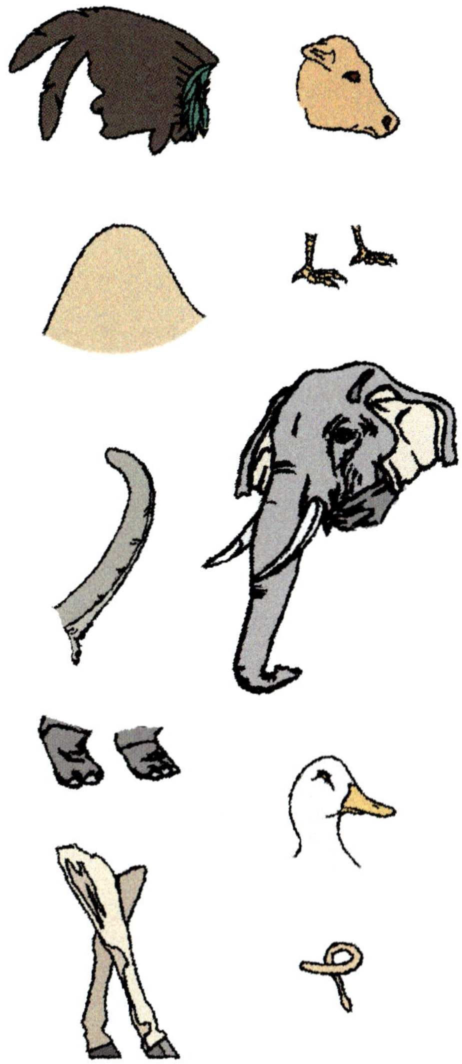

Übungsbeispiel 7. Altgedächtnis/Assoziatives Gedächtnis

Bei dieser Übung brauchen Sie nur an Ihre Kindheit zurückdenken oder einfach das nennen, was Ihnen dazu einfällt.
Seien Sie einfach spontan. Falls es zu schwer ist stehen daneben Hilfen.

Einen Apfel kann man .... (trinken oder essen?)

Bananen sind...........................

Ein Zwerg ist........................... (groß oder klein?)

Schneewittchen und die...................................... (Wie viele kleine Männer waren es denn?)

Der gestiefelte................................. (So heißt eine männliche Katze)

Die Suppe ist................................ (Dabei verbrennt man sich die Zunge)

Schneeweißchen und.................................. (Rosen haben oft diese Farbe. So heißt auch das Mädchen in dem Märchen)

Der Frosch....................... (War es ein Bettler, ein König oder ein Prinz?)

Hänsel und....................... (War ihr Name Maria, Franziska oder Gretel?)

Max und...................... (Das waren zwei schlimme Buben)

Im Prater blühn wieder die .... (Das war ein schönes Lied)

.........................**laß mir dein Haar herunter!** (Wie hieß doch das Mädchen? Kaputzel?)

Hans guck in die .... (Da fällt man aber leicht nieder)

Im Sommer ist es .... (kalt oder heiß?)

Diese Übung können Sie mit verschiedensten Dingen des Alltags durchführen.

Geben Sie einfach einen Teil des Satzes oder von Gegenständen vor und lassen Sie ergänzen. z.B. Messer und .... Gabel. Brot und........... Semmel.

Sie können diese Übung durch echte Gegenstände auch erleichtern oder blättern Sie einfach Fotos von früher durch.

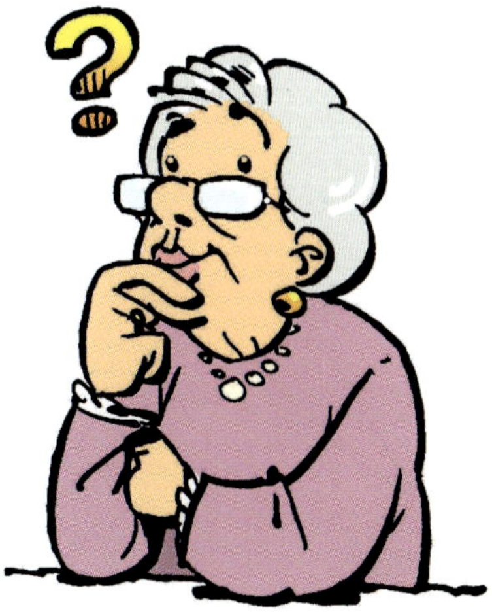

Übungsbeispiel 8. Motorik/Gedächtnis

Auf dieser Seite sind Figuren mit verschiedenem Schwierigkeitsgrad dargestellt.

Motorik Versuchen Sie diese zuerst auf dem selben Blatt nachzuzeichnen. Verwenden Sie dazu einen Bleistift.

Malen Sie diese Figuren mit verschiedenen Farben aus.
Suchen Sie sich dazu immer eine neue Farbe aus.

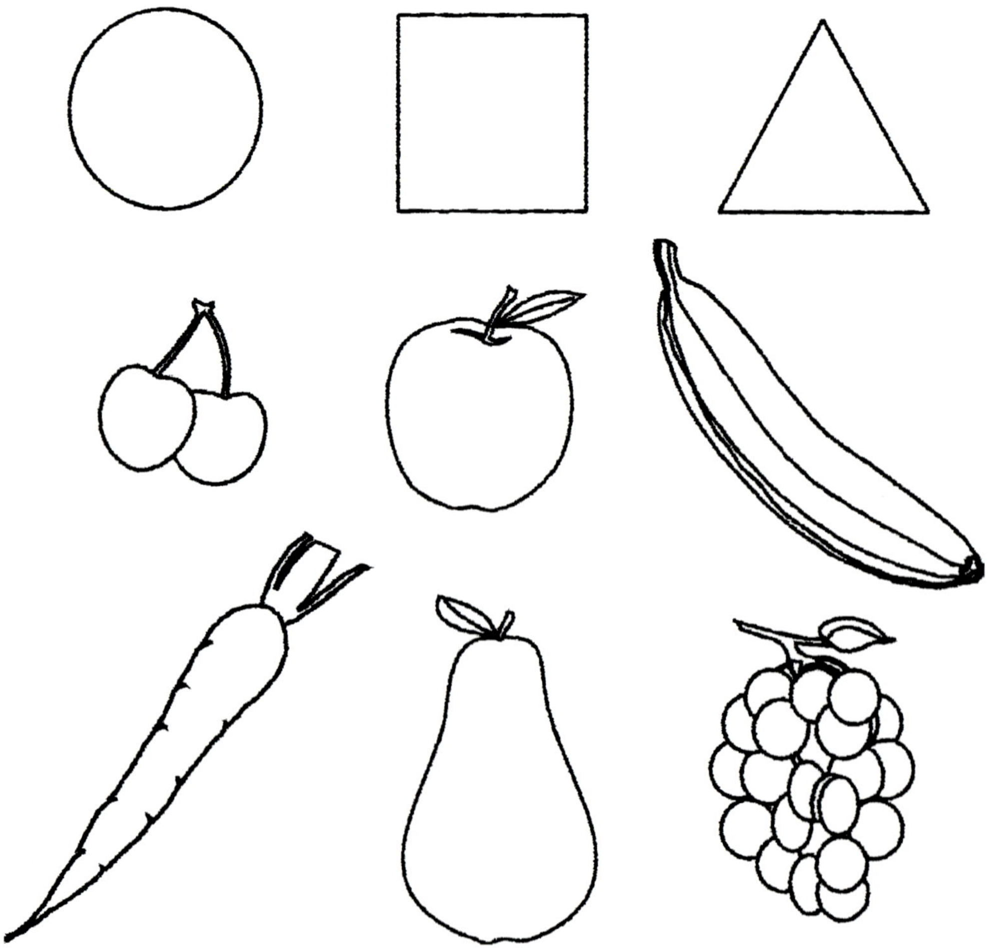

Gedächtnis Betrachten Sie nun immer eine Figur etwa 10 Sekunden und versuchen Sie sich diese zu merken.

Decken Sie dann alle Figuren ab und zeichnen Sie die eben betrachtete Figur aus dem Gedächtnis nach.
Falls es nicht beim ersten Mal klappt, versuchen Sie es ruhig öfter.

Übungsbeispiel 9. Motorik

Bei dieser Übung sind die Figuren nicht völlig fertiggezeichnet.
Versuchen Sie sie fertigzustellen. Sie können ergänzen, was Sie wollen.
Falls Sie Schwierigkeiten haben, fahren Sie zuerst die Linien nach.
Sie können die Figuren auch bemalen.

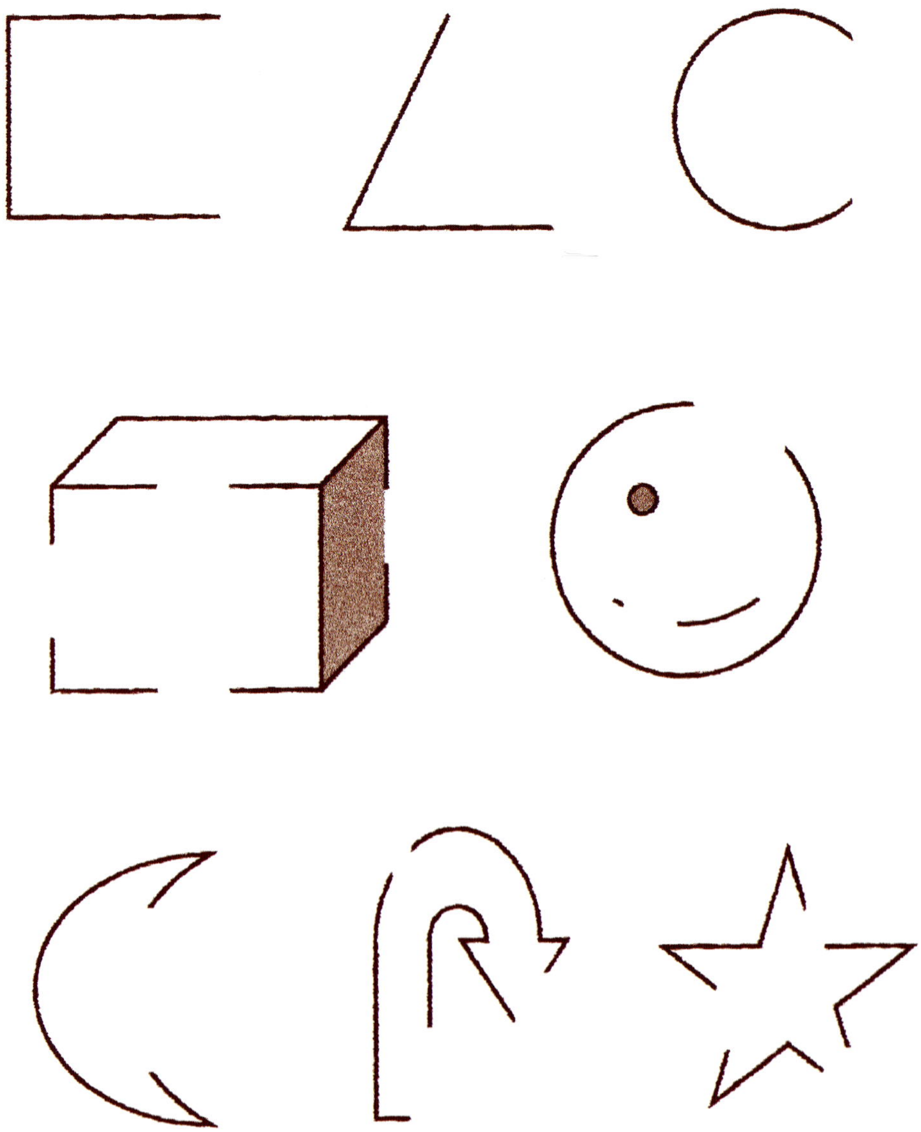

Übungsbeispiel 10. Rechenfähigkeit

Bei der folgenden Aufgabe können Sie (oder Ihr Angehöriger) Ihre Rechenfähigkeit und den Umgang mit Zahlen üben.

Versuchen Sie zuerst, die nebeneinander dargestellten Punkte zu zählen.

....

....

Im zweiten Schritt der Übung sollen Sie die Punkte, die durch ein + verbunden sind, addieren.
Tragen Sie die entsprechenden Zahlen ein.

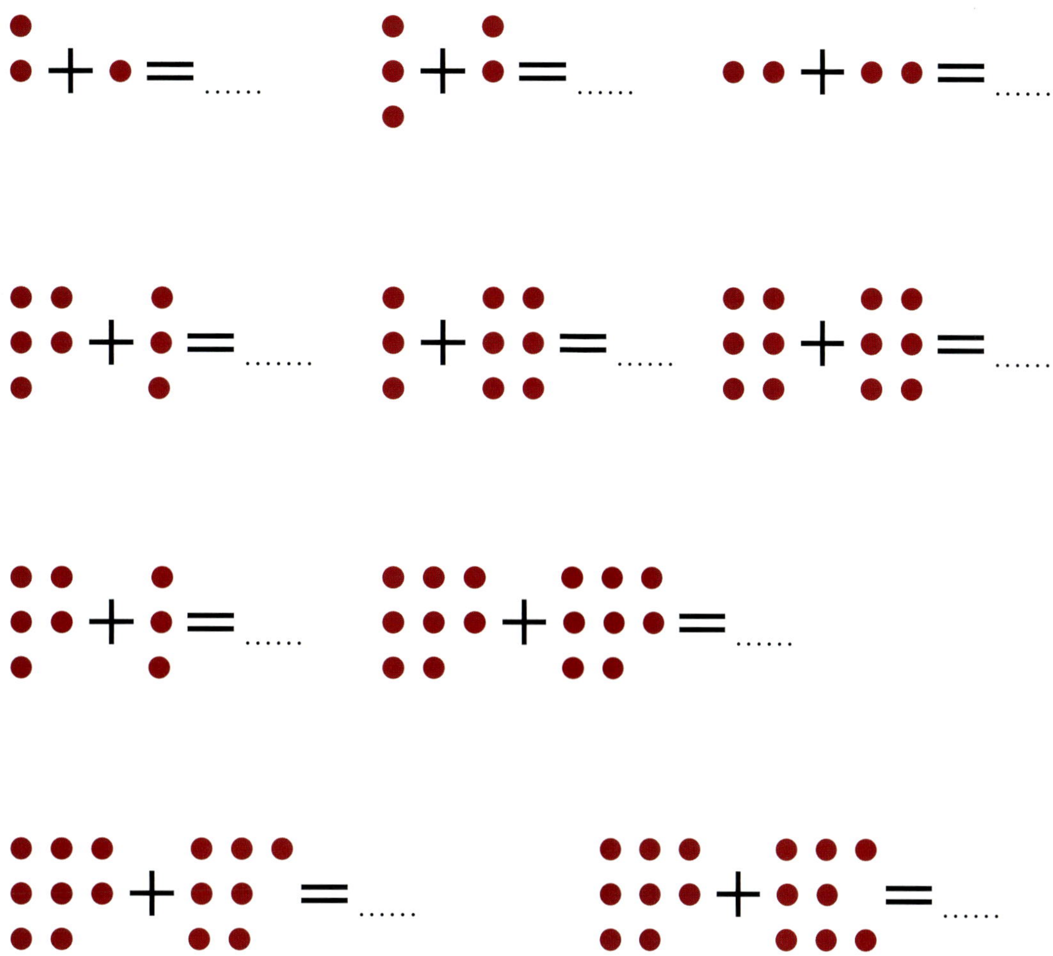

Übungsbeispiel 11. Benennen/Motorik

Benennen Sie die hier dargestellten Figuren bzw. Gegenstände und malen Sie anschließend das Bild aus.

Versuchen Sie die Farben zu verwenden, die auch in der Natur vorkommen.

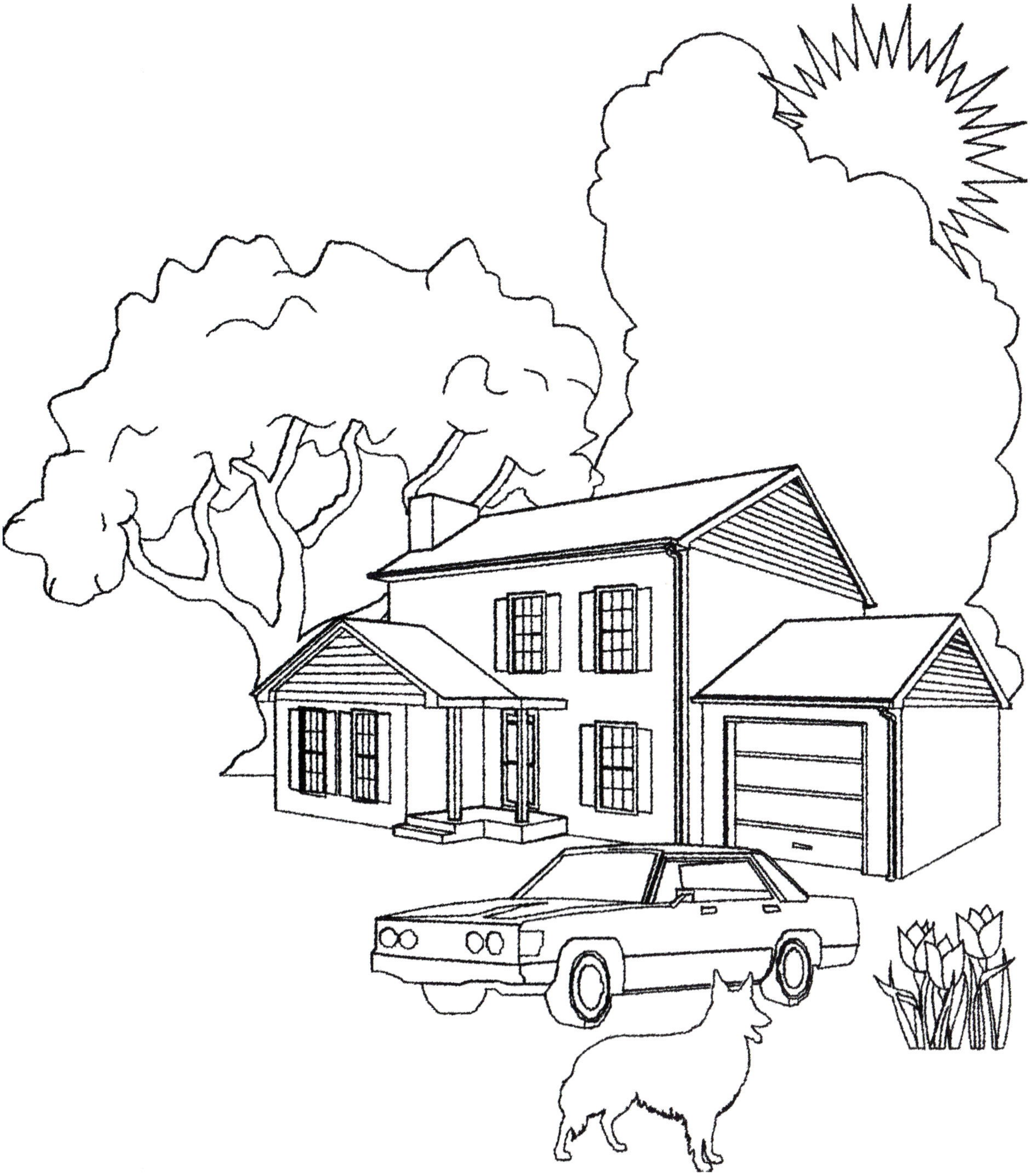

LITERATUR

Alle Aufgaben sind geistiges Eigentum der Verfasser oder in Anlehnung an folgende Literatur entstanden:

Bellmann, R. (1994)
Überlegen-Entscheiden
Gedächtnistraining in Themen
Der Mensch
Stuttgart, Memo

Brauer, H. et al. (1995)
Leitfaden Gedächtnistraining
Stuttgart, Memo

Fischer, B & Lehrl, S. (1992)
Gehirn Jogging
Mosaik

Gatterer, G. & Croy A. (2000)
Nimm Dir Zeit für Oma und Opa
Geistig fit ins Alter
Gedächtnisübungen für ältere Menschen
Wien, Springer

Gräßel, E. (1989)
Gehirnjogging nach Fischer B.
und Lehrl S.
Übungsaufgaben für 14 Tage
Ebersberg, Vless

Halbach, A. (1995)
Gedächtnistraining in 10 Themen
Bd. 1
Stuttgart, Memo

Kuh, M. et al. (1992)
Gedächtnistraining
Kuratorium deutsche Altenhilfe

Labisch, E. & Lepping, E. (1996)
Aktivierungstraining Bd. 1
Stuttgart, Memo

Labisch, E. & Lepping, E. (1995)
Aktivierungstraining Bd. 2
Stuttgart, Memo

Normann, U. (1994)
Heiteres Gedächtnistraining
Stuttgart, Memo

Oswald, W.D. & Rödel, G. (Hrsg.) (1995)
Gedächtnistraining
Göttingen, Hogrefe

Rigling, P. (1993)
Hirnleistungstraining
Übungen zur Verbesserung der
Konzentrationsfähigkeit
Dortmund, Modernes Lernen

Stengel, F. (1984)
Heitere Gedächtnisspiele
Stuttgart, Klett

Springer-Verlag und Umwelt

Als internationaler wissenschaftlicher Verlag sind wir uns unserer besonderen Verpflichtung der Umwelt gegenüber bewusst und beziehen umweltorientierte Grundsätze in Unternehmensentscheidungen mit ein.

Von unseren Geschäftspartnern (Druckereien, Papierfabriken, Verpackungsherstellern usw.) verlangen wir, dass sie sowohl beim Herstellungsprozess selbst als auch beim Einsatz der zur Verwendung kommenden Materialien ökologische Gesichtspunkte berücksichtigen.

Das für dieses Buch verwendete Papier ist aus chlorfrei hergestelltem Zellstoff gefertigt und im pH-Wert neutral.